どんじり医

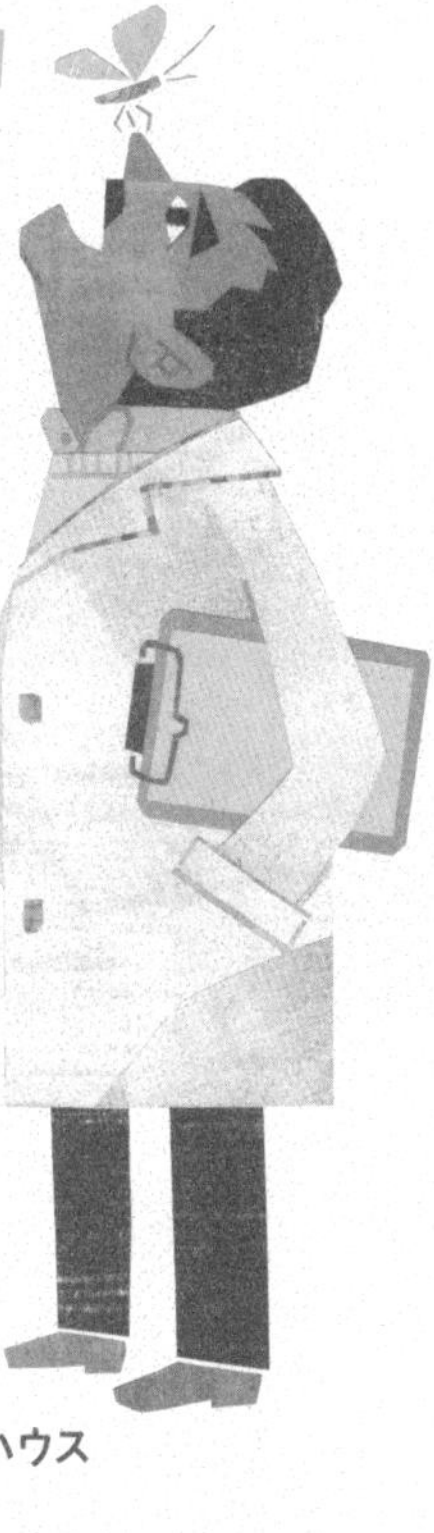

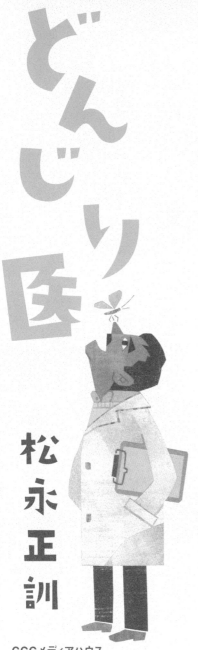

松永正訓

CCCメディアハウス

どんじり医

イラストレーション　松田学
ブックデザイン　鈴木成一デザイン室

はじめに

小中学生のなりたい職業ランキングで、医者が上位に上がってきているらしい。これは、新型コロナウイルスの流行によって医療関係者にスポットが当たっているからだそうだ。ま、コロナウイルスの治療に当たるのはかなりしんどいが、医者という仕事は悪くない。ぼくは医師になって34年目だが、最近とくにそういう思いが強い。だから、小中学生が「ぼく、医者になりたい！」と言えば、応援したい。

ぼくは1987年（昭和62年）に千葉大学医学部を卒業して小児外科医になった。外科の世界というと、みなさんはどんなものを想像するだろうか？　え、山崎豊子さんの『白い巨塔』？　うん、それはかなり当たっている。『白い巨塔』は大阪大学がモデルだという説が強いが、実は千葉大学がモデルになっているという意見もある。

第二外科の故・中山恒明先生は食道がんの世界的権威で、財前五郎のまさにモデルだったという噂がある。

ぼくが所属した小児外科というところは、（詳しい経緯を省くと）第二外科に源流がある。軍隊のような厳しい上下関係や徒弟制度が小児外科にはあった。第二外科が本来の個性を失う一方、いい意味でも悪い意味でも第二外科らしさを最も受け継いだのが小児外科だと学内では言われていた。

働き方改革とか、パワハラという言葉がなかった時代だから、その勤務のしかたはメチャクチャなものだった。「ヒドイ巨塔」である。だけど、手術の技術が上達していくとか、保護者から感謝されるとか、いいこともあった。やりがいもあった。「面白い巨塔」である。

ぼくは働きすぎて体を壊し、開業医になって今に至っている。大して繁盛もしていないし、閑古鳥が鳴いているわけでもない平凡なクリニックだ。開業医になって3つの大きな変化があった。まず、教授に怒られなくなった（たぶん、これで10年以上は寿命が延びた）。そして毎日、酒が飲めるようになった（緊急手術で夜間に呼び出されないため）。最後に、自分の時間を持つことができた。

人生の中で自分の時間を持つというのはすばらしいことである。ぼくはその時間を本を書くことに費やした。数えてみればこれまで10冊を超える本を書いていた。それならここらあたりで、自分の若かった頃を振り返ってもいいのではないかとぼくは考えた。医者ってどういうことを体験して一人前になっていくのか、自分の経験を整理して語ってみようと思い立ったのだ。そういうわけで本書はぼくの青春記である。

あ、それから医師を目指している小中学生の諸君！　今の医療制度では、医学部を卒業した研修医は大切なお客様としてものすご〜く大事に扱われるから心配しないように。勤務は9時→5時。お給料もガッチリ出る。

高校を卒業した時点で医学知識がゼロの若者が、人の体にメスを入れたり、命に関わるようになるまでの成長の物語に興味のある方に、ぜひとも読んでいただきたい。

どんじり医＊目次

STEP 3 新人医のカルテ

STEP 4 医者になってよかった

STEP 1

医学生の青春

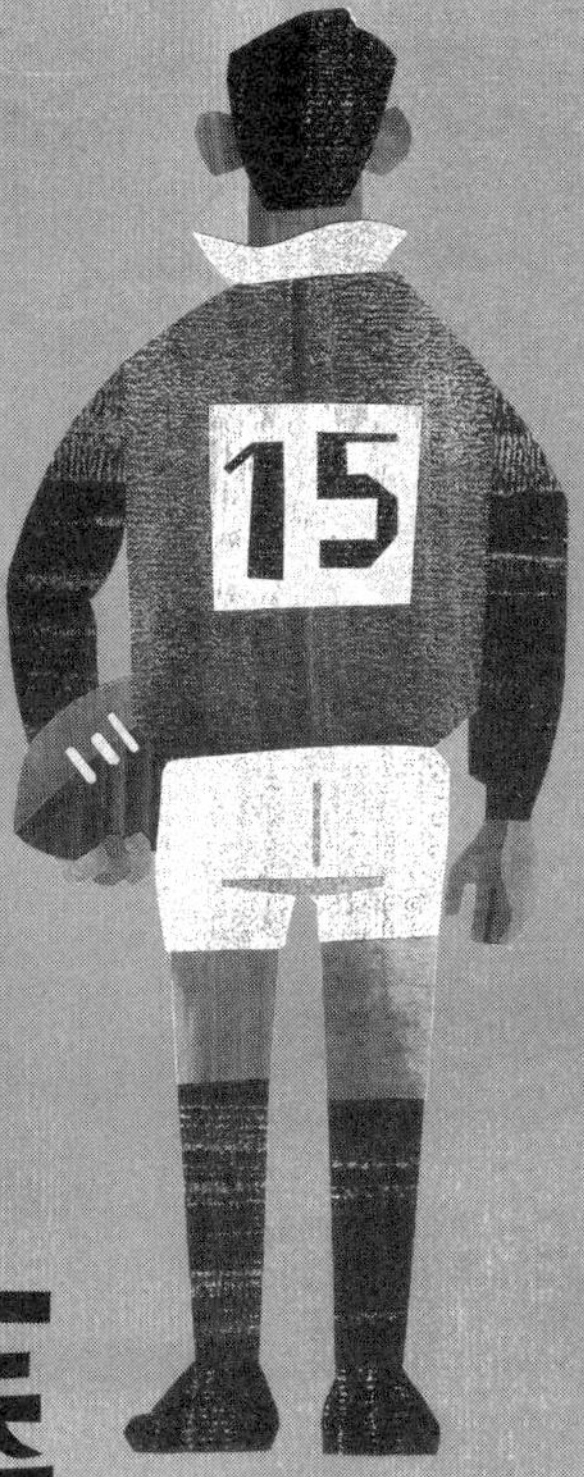

文学少年、医者を目指す

3歳のときに近所でも評判の神童だった。

ぼくが……ではなくて、ぼくの兄が。

兄は3歳で50音の読み書きができて、アルファベットも読むことができた。母が兄の手を引いて買い物に行くと、ふと立ち止まり、木の枝を指さして「あれはYだね」と言ったりした。おまけに兄は目がクリクリしてマツゲが長く、両親はもちろん親戚中から愛されていた。

で、ぼくは3歳の頃、よく泣き、鼻水を流し、よだれを垂らしていたらしい。母親以外の大人には一切なつかず、親戚中から嫌われていた。両親は何かといえば、兄とぼくを比べた。「お兄ちゃんに比べてお前は……」というセリフは何回聞いたか分からない。
3歳で神童と、3歳で「涙・鼻水・よだれ」の3点セットでは大きな違いだ。両親は兄がどれだけ大成するか非常に期待していた。そのことが子ども心にもよく理解できた。なので、ぼくは3歳の頃からいじけていた。そんな可愛げのない子ども、親からなにも期待されない子どもだったのである。

ぼくは、地元の小学校、中学校、高校へ進んだ。進学塾に行った経験がないので、「鶴亀算」とか「植木算」とか言われても何のことか分からない。私立の進学校のよさも正直なところ分からない。

兄が高校3年生のとき、夕食の時間に父が日本酒で顔を真っ赤にして、
「おい、お前、医学部にいく気はないか？　医学部はいいぞ。人に尊敬されるし、医師免許があれば世界中どこへ行っても医者だ。世界で通用するぞ」
と水を向けた。

その話をそばで聞いていたぼくは、「何で世界中で仕事しなきゃいかんのだ？」と

意味が分からなかった。

兄は露骨にイヤな顔をした。兄の希望はエンジニアになることだったのだ。長髪でジーンズを穿き、深夜放送を楽しみ、井上陽水や泉谷しげるのファンで、マイクロコンピューターの雑誌を読み耽る兄は、今でいうオタクだった。血みたいな野蛮なものはまっぴらご免という感じだった。そういうのは「センスが悪い」と軽蔑しているふうだった。

父の兄への説得はかなり長期に及んだが、兄の意志は固かった。ある日父はあきらめたように酒臭い大きなため息をついた。そしてふと父の目がぼくを捉えた。その目が言っていた。

「あ、そうか、ここにも子どもがいるのか」

高校1年生のぼくは、文学青年だった。本好きは小学生の頃から始まっていたが、中学生の頃に読んだのは海外ミステリーばかりだ。ディクスン・カーとかアガサ・クリスティーとかヴァン・ダインとかの定番ももちろん読んだけど、エドワード・D・

ホックの『長い墜落』(ハヤカワ・ミステリ文庫)のようなマニア好みの小説も読んだ。

高校生になって大江健三郎に熱中し、学校では「近代文学鑑賞クラブ」に入った。所属する生徒は40人くらいで、課題図書を1週間で読んできて、感想をみんなで言い合うというスタイルだ。部員がみんな文芸オタクなので、議論が白熱することも多々あり、非常に活気のあるクラブだった。

今でも強く印象に残っているのは梅崎春生の『桜島』(新潮文庫)とか田宮虎彦の『足摺岬』(新潮文庫)など。ぼくは夢中になって近代文学を次々と読んだ。作者が伝えてくることが、ぼくの頭の中で果実が実るようにどんどん形になる。そして作者の思いをみんなの前で語っているうちに、ぼくはこのクラブでエースのような存在になっていた。みんなが解釈につまると、顧問の先生が、

「おい、松永。主人公はそのとき何を考えていたんだ?」

と必ず質問を振ってきた。ぼくが快刀乱麻を断つようにズバッと解釈してみせると、教室に嘆息がもれたものだった。

しかしぼくの栄華は続かなかった。1学年下の生徒でM君という子がクラブに入ってきた。こいつがメッチャ頭のいいヤツだったのである。

あるとき、三島由紀夫の『金閣寺』(新潮文庫)が課題になっていた。主人公の吃音の青年は世界を変えるのは「認識」ではなく「行為」だと考え、金閣を永遠の美と考える。ではなぜ、その美を消すために放火という「行為」を選んだのか?

顧問はいきなりぼくを指名したが、ぼくは自分の中にあるモヤモヤした抽象的な思考をうまく言葉に結晶化することができなかった。すると顧問はM君を指名した。まるで真打ち登場という感じで。彼はスラスラと答えた。顧問も「そうだな」とうなずいた。

(あ、こりゃ負けたわ)

文学なんて努力でどうこうなる世界ではない。センスがすべてである。それまで大学の文学部にいこうと考えていたぼくは、足もとが崩れていくような思いに囚われた。では、文学をあきらめてどうするのか。当時のぼくのもうひとつの興味は心理学とか精神分析学だった。つまり、ぼくは文学でも心理学でも、その中心にあるのは「人間」だと考えていた。ぼくの興味は「人間とはなんだろう？」というところにあったのだった。心理学の専門書みたいなものもけっこう読んでいたし、イギリスの精神科医R・D・レインの詩集なんかも読んでいた。「精神分裂病（当時の名称。現在は統合失調症）患者による絵画による精神報告」などという絵画展にも足を運んでいた。

ぼくは文学の世界にいっても一番にはなれない。臨床心理士とかいう仕事もあるらしい。どういう職業なんだろう。そんなことを考えながら夕食の席に着くと、日本酒で顔を真っ赤にした父が、

「おい、お前、医学部にいく気はないか？　医学部はいいぞ。人に尊敬されるし、医師免許があれば世界中どこへ行っても医者だ。世界で通用するぞ」

と説得してきた。

（何で世界中で仕事しなきゃいかんのだ？）

「お前のオジさんは、千葉医大（千葉大学医学部のことをこう呼んでいた）の第二外

科の医者だぞ。医者はいいぞ」

（うーん。千葉大医学部か。偏差値、高そう。東京から遠いし）

東京都足立区に生まれ育ったぼくは、家族旅行の海水浴を除いて千葉県に行ったことがなかった。オジさんというのは、父の従兄弟のこと。ぼくは顔も知らない。臨床心理士もいいかもしれないけど、精神科医になった方が、もっと人間について深く知ることができるかもしれない。父親に説得されて未来を決めるなんてカッコ悪いけど、精神科医になるのもいいかもしれない。

（やってみるか）

いつでも文転（文系へ転向）できるという消極的理由で理系を選んでいたぼくは、高校3年の夏に、医学部にいくことに決めた。

人並みのぼくの一浪《ヒトナミ》ライフ

ぼくの勉強の成績はまあまあだった。つまりびっくりするほど優秀ではなかった。ただ、易しい問題をミスしないで高い点を取るのは割合得意だった。難問が出ると全然太刀打ちできないのだが、当時でいう共通一次試験（その後、センター試験。2021年からは大学入学共通テスト）は自分に向いているはずだった。

しかし本番の結果は目標点に到達しなかった。これでは千葉大を受けても合格は難しい。いろいろと調べてみると、筑波大学という新設校（1973年開学）の存在が浮かび上がった。ここなら受かるかもしれない（今は難関校だが）。で、願書を出した。

筑波大学は土浦駅からバスで40分ほど行ったところに、当時は人里離れた人工の街として屹立していた。何という寂しいところ。思えば遠くへ来たものだ、である。試験の前日、大学構内を下見しているときに、ぼくは非常に怖い思いをした。
枯れ野原のようなキャンパスを歩いていると、カーキ色のジャンパーを着た大学生だかおじさんだか年齢不詳の男が、あたりをキョロキョロと警戒しながら近寄ってくる。何だ、コイツは！　と思っていると、「これを読んでください！」と言ってぼくにガリ版刷りの数枚の紙を押しつけて走り去っていく。どれどれ、読んでみよう。

「筑波大学には学生の自治会がない」
「集会の自由がない」
「先日、当局に団体交渉を申し込んで、場所を体育館に指定したらロックアウトされた」
「それでも2階の窓から学生が中に入ったら、木刀を持った屈強な男たちが待ち構えていた」
「袋叩きに遭った同志たちは現在入院中である」

まじか！　そういえば、筑波大学は東京教育大学がこの地に移転して建学されたという話だ。その理由は、教育大学では学生運動が激烈だったので、その運動を封じ込めて学生を管理するためで、そのモデル大学なのだという噂があった。

筑波大学って右翼大学なの!?（今はどうだか知らない）

この頃、市井三郎の『歴史の進歩とはなにか』（岩波新書）などを読んで、「不条理な苦痛の処理には連帯が必要で、それが歴史の進歩になる」などとアカがかっていたぼくは、一発で萎えた。萎えて試験も落ちた。一浪＝ヒトナミである。

駿台予備校のお茶の水校にどうにか合格して、ぼくの予備校生活が始まった。ぼくの相棒はオーソネ君である。彼は高校1年のときの同級生で、住まいも一駅違うだけだ。ぼくと同様、千葉大学医学部を狙っていた。彼は背が高く、体重もある。勉強もよくできるのだが、なんだか腕力で好成績を上げているようで（そんなわけない）、ひ弱なぼくは羨ましかった。

予備校というのは異次元空間だった。人気の講師が授業をやると、教室の座席が満席になるのはもちろん、通路や窓枠にも生徒が連なり、ものすごい人口密度になる。

そして多くの生徒がカセット・テープレコーダーで講義を録音していた。英語の伊藤和夫先生とかはものすごい人気で、また、あっと驚くような英文解釈をして浪人生を感動させていた。ぼくも何度も感動した。

暗い浪人生活だったが、ぼくががんばれた理由は、やはりオーソネ君の存在にあった。ライバルだけど、切磋琢磨する仲だった。昼食の時間帯には、洋食屋の「キッチンカロリー」や、もう名前は忘れたが駅に近い中華料理屋によく行った。2人とも毎日勉強しかしていないので、話題がない。話題がないので、無言で飯を食っている。お互い励ましの言葉をかけ合ったと書けば「いい話」なのだが、本当に喋ることがなかった。

ぼくが苦労したのは数学である。まったくセンスがないのである。そこでぼくは考えた。すべての問題のパターンを暗記しようと。ぼくは1年かけて駿台のテキストの演習問題の解き方をすべて丸暗記した。

でもさらに困ったことがあった。ぼくは算数が苦手なのである。三角関数とか、二次方程式を解いていくと、最後は算数になる。$(17x+18x)\div5$ みたいに。ところがぼくは、$17+18$ が暗算できなかった。筆算しようか思い切って暗算しようかで必ず迷い、時間を喰ってしまう。そして暗算すると高い確率で計算間違いを犯した。これには本当に苦しめられた。

共通一次試験でオーソネ君は、900点近い点を取った。ぼくはまたも目標に届かず、850点くらいだった。ああ、オーソネ君は受かるなと思った。そしてぼくは後がないと追いつめられた気持ちになった。

千葉大学の受験前に、ぼくはお試しで私立の東京医科大学を受験して合格していた。入学金が1000万円なので、ぼくは千葉大に落ちてもいく気はなかった。しかし父は「二浪はするな。東京医大にいけ。1000万円は将来返してくれればいい」と言う。

え、なに?

ぼくは親父に1000万円借金して大学にいくの?

どうやったら1000万円なんて稼げるの?

ぼくは父の言いつけに素直にうなずくことはできなかった。

千葉大学の二次試験の出来栄えはそこそこだった。算数の計算ミスもしていない気がする。ちょっとは可能性があるかもしれない。しかし自信はない。ぼくは予備校帰りの電車の中でオーソネ君に尋ねた。

「オレ、千葉大落ちたらどうしよう？　東京医大にいった方がいいかな？」

「お前の実力を考えたらもったいないよ。二浪しな」

その瞬間、二浪という言葉がドドッと両肩にのしかかってきた。それはあまりに重かった。落ちたら、東京医大にいこうと決めた。

千葉大の合格発表の日は、東京医大の入学金1000万円の振り込み期限の日だった。父は取引先の銀行でぼくからの連絡を待っていた。千葉大に落ちたら1000万円を借りるのだ。ぼくは千葉駅からバスに乗り、亥鼻山《いのはな》の上にある医学部に向かった。たかだか数十メートルの山なのに、まるで酸素が薄いかのように呼吸が苦しい。

千葉大医学部入口で下車すると、目の前が正門。門をくぐって30メートルくらい先に目をやると、大きな掲示板が立っている。合格者の受験番号が横一列に並んでいる。ぼくの受験番号は2桁の終わりの方だった。遠目にも、掲示板の2桁と3桁の境がすぐに分かる。一発でぼくの受験番号が目に入ってきた。受かっていた。うれしいというよりも、こういうことがあるのかと、半ば呆然とした。

公衆電話から自宅に電話すると母が出た。

「あ、母さん。受かってたよ」

「……お前、ウソを言っているでしょ」

「なんでさ」

「お前、東京医大にいきたくないから、ウソを言っているんでしょ！」

「ウソじゃないよ。本当に受かったんだよ」

「本当！」

電話の向こうからドスンという音がした。

「もしもし、母さん。どうしたの？」

「腰が抜けたわ〜」

こうしてぼくは千葉大学の医学部に合格した。共通一次試験の点数から考えれば、ぼくの成績はどんじりだろう。でもトップだろうがどんじりだろうが合格してしまえば同じことだ。これからがんばればいい。オーソネ君ももちろん合格した。19歳の春だった。

教養なき一般教養学生

ぼくの同級生は119名いた。定員の120名から1名欠けているのは、合格を辞退したヤツがいるからだ。そいつは慶應大学の医学部に合格し、慶應にいったという噂だった。119人中、女子が12人。今では合格者のおよそ30％が女子であるが、1981年（昭和56年）当時、医学部を目指す女子というのは非常に珍しかった（二次試験に英語がなかったのも影響しているかもしれない）。

そして同級生たちの出身高校はやはりすごかった。開成高校・麻布高校・筑波大学附属駒場高校……。ぼくのように地元の都立高校から合格してきた学生はほとんどいなかった。あ、オーソネ君がいたか。そして現役生と浪人生の比率はちょうど半々くらいだった。

119人という大所帯の中に、細々《こまごま》した面倒ごとを自分から買ってでる学生が何人かいた。彼らは全員の自己紹介の冊子を作ったり、先輩から受け継いだ「学生生活マニュアル」みたいなものをみんなに配ってくれた。

まず大学に入って最初にやることは、一般教養の科目を選択することだった。医学部の学生は最初の2年間、一般教養を学ぶ。これは西千葉キャンパスという全学部が集まった場所で行われる。すべての教科の単位を取れば、医学専門課程に進むことができる。これは、さっき言った亥鼻山の上に立つ医学部と医学部附属病院で4年間医学・医療を学ぶ専門課程だ。

大学生は麻雀・酒・アルバイトばかりで勉強をしないと社会的に批判されていた時代だった。ぼくは、どんじりでも大学に受かった以上はまじめに勉強しようと心に決めていた。で、同級生たちはというと……。

どうもみんなやる気がないのである。というか、要領がいいのである。「マニュアル」を読んで、単位を取りやすい授業を一生懸命探している。そして第1限の授業をなるべく外そうとしている。雰囲気としては、「長かった受験生活もやっと終わったぞー！　さあ、遊ぶぞー！」という感じだった。なるほど確かに、開成や麻布からきた学生たちは、小学生の頃から鶴亀算とか植木算をやっていたのだろう。それに比べて、自分などは駿台で1年間勉強しただけだ。解放感が違うのだろう。

ぼくは早く友だちを作りたくて、ランチの時間は同級生の輪の中に入っていって、なるべくたくさん話をした。だけど、何か言いようのない違和感があった。みんな礼儀正しく、素直で、明るいのだけど、何か幼い感じがする。え、こういう話題でランチする？　みたいな。いや、ぼくが擦れていたのかもしれない。

考えてみれば、高校のときに付き合っていた友人たちはみんな文学青年だったから、話題もけっこう堅かった。「青春期に人はなぜ自死に憧れるんだろう？」とか、「心《しん》中《じゅう》こそが究極の愛とは思わないか？」なんてことを論じあっていた。いや、待て。自分が大人なのではなく、むしろ中二病的に幼かったのか？　いずれにしてもあまりたくさんの友人はできず、ぼくは予備校時代と同じようにオーソネ君と一緒に行動をしていた。

科目の選択といえば、第2外国語をどうするかがみんなの悩みだった。ドイツ語かフランス語である。医学の現場でドイツ語が使われていたのは過去の話である。現在は英語が使われる。だから不要という説と、英語がメインであっても未だにクランケ

（＝患者）とか、単語としては医療現場にドイツ語が残っているから選択した方がいいという意見があった。

では、素直にドイツ語にすればいいのだが、ドイツ語は単位を取るのが難しいという評判だった。一方、フランス語は1から10まで数えられれば単位をもらえるという噂があった。結局、ドイツ語とフランス語を選ぶ学生は半々に分かれた。ぼくはほとんど迷わずにドイツ語を選択した。

最初の授業の日、教室で先生が来るのを待っていると、スルリと風のように女性の教師が入ってきた。白いブラウスと黒いタイトスカートを身につけた、ハッとするほど美しい人だった。年齢は30歳くらいだろうか。いや、もしかしたら20代かもしれない。その先生はムラカミキミコと名乗り、『初めて学ぶドイツ文法』（郁文堂）という教科書を買うように指示した。

授業が始まると、ムラカミ先生は淡々とそしてテンポよく話を進めていく。授業についていくのはなかなか大変で、動詞の活用変化などは自宅でも懸命に覚えた。そして勉強をすれば学力が上がることが自分でも分かる。そうするとおもしろくなる。ドイツ語を選んでよかった。ドイツ語の授業を楽しみにしていたと言えば言い過ぎだが、ぼくのドイツ語レベルは、おそらく「中学3年生の英語」くらいには到達していたと思う。

2年間のドイツ語の授業を終えて、ぼくはA評価をもらって単位を取得した。この2年間、ムラカミ先生は一度もニコリともせず、冗談も一度も言わなかった。最後の授業が終わったときも、スルリと風のように去っていった。

＊＊＊

さて、一般教養には必修授業もあった。それは数学と理科である。医学部の学生を対象としている授業であったため非常にレベルが高かった。ここで単位を落として医学専門課程に進めない学生もいると聞く。ぼくは必死になって授業にくらいついた。

前述したようにぼくは数学がメッチャ苦手だ。演習問題を出されると頭の中がゴチャゴチャになる。ところが同級生たちはそういう問題を何の苦もなくスラスラと解いてしまう。ああ、やっぱり開成とか麻布を出た連中はまるでモノが違う。頭の基本構造が全然違っているとぼくは思った。

とにかく、ぼくは恥も外聞もなく、周りの友人に問題の解き方を教えてもらって、課題をなんとかクリアしていった。

数学以上に苦労したのは化学である。実は、ぼくは入試で化学を選択していない。高校のとき、化学の最初の授業でいきなりつまずいた。先生が言っていることがまったく意味不明だったのである。これでは自分には無理だと化学を履修することをあきらめ、授業はまったく聞いていなかった。医学部を受験する生徒は、普通は物理と化学を選択する。しかしぼくは物理と生物で千葉大を受験した相当の変わり種だったのだ。

化学の先生が言うには、1年の間に3回試験をやり、その合計点が180点以上ならば単位をやるとのことだった。「水兵リーベ僕の船」もほとんど初耳だったぼくは一から化学の勉強をした。予備校のときよりも勉強したかもしれない。

2回の試験が終わったとき、先生が希望者にはこれまでの得点を教えてやるということだった。また、3回目の試験は、誰でも20点は取れる問題を出す予定だという。ぼくは必死だったので、講義のあと先生に得点を尋ねた。

「ああ、君は160点だね」

ほっとした。しかし、誰でも取れる20点の問題とは何だろう。ぼくみたいな劣等生は、その「誰でも」に含まれるのだろうか？

3回目の試験の日がやってきた。問題は5問だった。ヤバイ。全然解けない。意味が分からない。あんなに勉強してきたのに。じわっと冷や汗が額に浮かんだ。問5に目をやると「あなたが医学部を志望した動機を書きなさい」とあった。これか！

こうしてぼくは、かろうじて医学専門課程に進めることになった。それはうれしいのだが、一般教養には悔いも残してきた。大学に合格して遊びに走る同級生を冷ややかに見ていたぼくだったが、自分もえらそうなことは言えない。数学や化学、ドイツ語は一生懸命やったが、文学とか社会学とか本当の意味での教養科目にぼくは全力を傾けなかった。

高校時代あれほど熱中した文学に力を入れられなかったのは、自分でも意外だった。大して授業にも出ずに、レポートだけで単位を取ってしまった。このことを今でも強く後悔している。周囲の雰囲気に流されたのは間違いない。意志が弱かったのだ。本来、医者には高度な教養が必要なはずである。ぼくはせっかくの勉強の機会を自分から手放してしまったのだ。

医学部での授業を目前にしてぼくは下宿をすることにした。東京から亥鼻山まで通うのには無理があった。多くの友人もそうしていた。アパート選びは、亥鼻山の上にするか下にするかで考えどころだった。上に住むと下界との交通がなくなり仙人のような生活になるといわれていた。下に住めば日曜日に街に出られる。ぼくは下を選んだ。6畳一間の木造アパートだった。

解剖実習の洗礼

医学専門課程1年目（分かりにくいので、3年生と書く）の最大のイベントは解剖実習である。解剖というと、みなさんは人のお腹を開けて内臓を見学しておしまいくらいに思っているかもしれないが、そうではない。人間の体の中にある、すべての筋肉・すべての血管・すべての神経を露わにしていくのである。実習はほぼ毎日、1年近く続く。学生は2人でペアを組み、上半身か下半身を担当する。つまり1人のご遺体に4人がつく。半年で体半分の実習が終わるので、次の半年は別のご遺体を使わせていただき、上半身と下半身を交代する。

医学生にとって避けては通れない道だ。実習を前にして緊張しない学生はいない。何しろリアルなご遺体にメスを入れるのだ。学生は実習に先立って『解剖学の実習と要点』（南江堂）という（昔の）電話帳のように分厚い実習書を買うように言われた。

また、『分担　解剖学』（金原出版）という全3巻の解剖書も用意しておくように指示された。

ご遺体は腐敗から守るために、ホルマリンに漬かっている。そのため、学生は何カ月も実習を続けていくと、体中にホルマリンの臭いが染み込み取れなくなると噂されていた。

医学部は地上5階、地下1階のレンガ造りの重厚な建物だった。天井が異様に高く、階段などは石造りだった。玄関ホールは吹き抜けになっていて、ステンドグラスが窓にはめ込まれていた。時代物の柱時計が時を刻み、2階へ上がる階段の踊り場にはヒポクラテスの胸像が鎮座していた。かつては大学病院として使われていたという。当時は、東洋一の規模を誇ったらしい。

初めての解剖実習の日、ぼくたちは白衣を身につけ、『解剖学の実習と要点』を脇に抱えて、実習室のある地下1階への階段をのろのろと下りていった。足が重いとはこのことである。

ぼくはそのとき、渡辺淳一が書いた『白夜』（中央公論新社）という自伝的小説を思い出していた。渡辺淳一にとっても解剖実習はかなりのインパクトがあったらしく、かなりのスペースを割いている。その中に「食べ過ぎると、解剖のとき気味悪くて吐き出すらしいぞ」とみなにふれて歩く寮生がいたとの記述があった。

（ああ、なんで今頃思い出すんだ。遅いじゃないか。もう、腹一杯に飯を食ってしまった）

教官に導かれて分厚い鉄の扉を重々しく開き、実習室に足を踏み入れる。そこは体育館くらいの広さがあった。整然と実習台が並んでいて、その台の上に白い布に覆われた人の形が盛り上がっている。指定された実習台の前にぼくは進んだ。ご遺体を前にして、3人の学生……男子2人と女子1人は強ばった顔つきをしていた。きっとぼくも同じ表情だろう。

この布の下に亡くなった人間がいるのかと思うと、やっぱり怖い。でも大江健三郎の『死者の奢り』（新潮文庫）という小説を読むと、ご遺体はホルマリンの水槽の中に密になって浮かんだり沈んだりしていると書いてあったので、自分で実習台まで運ばなくて済んだのは助かったと思った。

まずぼくたちは全員で黙禱を捧げた。それが終わると教官が黒板にササッと本日の解剖の要点を箇条書きにし、実習書のページ番号を指示した。

「はい、じゃあ、始めてください」

え、それだけ！　という感じである。いきなりもう始まるのか。ぼくは仲間の顔を順番に見てから、布をゆっくりとめくっていった。３人から息を飲む気配が伝わってきた。

ぼくの担当は下半身だった。誰が最初にメスを入れるのか？　ほかのグループの様子を窺うと、みんな戸惑っているようだった。ぼくは解剖実習書に目をやり、皮膚の切開線を確認するとメスを握った。同級生たちは開成や桜蔭出身の良家の子女である。一方、ぼくはどんじり医学生だ。最初に切るのはぼくしかいない。ぼくは心の中でご遺体に向かって、よろしくお願いしますと声を出し、サッとメスを入れた。吐き気なんて感じる間もなかった。こうして解剖の日々が始まった。

＊＊＊

実習は予想したよりはるかに難しかった。教科書にはここを切れば、◯◯という神経があると書いてあるが、それが簡単に見つからない。メスを進めて懸命に探すとようやく行きあたる。その◯◯神経は足先に伸びたあと、2本に分かれ……などと書いてあるが、それが3本に分かれていたり、分かれる位置が教科書とは全然異なることが往々にしてあった。

こうした解剖学的な変異（バリエーション）を破格という。人間の体の中は、破格の連続だった。ぼくは人体が教科書通りでないことに何かほっとした気持ちになった。考えてみれば、目の前のご遺体にも何十年に及ぶ豊かな人生があったはずである。そして何かの事情や決意で自分の体を医学教育に役立てようと献体したのだ。人間の人生には一人ひとり個性とかバリエーションがある。だったら、体の中にだって破格があった方が人間くさくていいじゃないか。

最初の緊張は割と早く解けた。そしてぼくたちは黙々と真剣に解剖に取り組んだ。

解剖学が医学の基盤ということは十分に分かっていたし、何よりご遺体を前にして厳粛な気持ちが薄れることはなかった。実習は長期に及んだが、倦《う》むことなく弛《たゆ》むことなく粛々と専念した。

解剖が進むにつれて、一人の人間の肉体がどんどん細かい部分に分かれていく。すると「人間ってなんだろう」と高校生のときに考えた疑問がまた甦ってきた。人は肉体と霊の2つからできているという人がいる。でも、いま目の前にしているご遺体に霊が舞い戻ってきても、この人が生き返るとは思えない。高校の「倫理・社会」の授業で、実存主義について「実存は本質に先立つ」と習ったが、本当に人間とはまず物体として存在しているのだな……などと強く納得した。

この解剖実習の光景を一般の人は正視できないだろう。自分の体を献体に捧げた人も、当然、この実習の具体的な姿は知っていないだろう。おそらく献体をすると決めたときにその人は、「自分を捨てる」「身を捧げる」と決意して、自分の肉体を医学に奉仕させようとしたに違いない。それは、ある種の自己犠牲みたいなものだろう。あるいは仏教でいう慈悲の心に通じるようなものだろうか。

＊＊＊

ぼくの真向かいに位置する女子学生は、男子学生に劣らず熱心に、そして積極的に解剖をこなしていた。大きめの眼鏡が愛らしい、少し華奢な女子学生だった。ぼくは解剖に熱中すると体を乗り出してしまう。彼女もそうだった。気が付くと、お互いの額がくっついていることもあった。

ぼくはこの女子学生が少し好きになってしまった。女性だからといって甘えないところが感じがよかったし、ぼくは一生懸命な人が性別を問わず好きだったのだ。でも、少し好きになっただけで、それ以上好きになることはなかった。私語を交わすこともほとんどなかった。

ぼくは自転車の前カゴに『分担　解剖学』と『解剖学の実習と要点』を乗せて、亥鼻山の坂を立ち漕ぎで駆け上がり、校舎に通った。1年近くに及んだ解剖が終わると試験が待っていた。試験官は、千葉大の先生だけでなく、他大学からも何人かの先生がやってきた。試験はかなり厳しいと聞いていたのでぼくたちはその日を緊張して待った。

試験官が訊く。

「〇〇神経はどれだ？」

「この神経の名前は何だ？」

ぼくはラテン語で答えた。すると教官は、

「何だ、その言い方は？　どこの言葉だ？」

その試験官は英語を使う先生だった。

合格者の発表があり、ぼくの名前もあった。解剖学はできて当たり前である。でも、やはり何か誇らしかった。医者になるためにはこの先、山ほど勉強をしなければならないことは分かっていたけれど、自分は医学生としての第一歩を踏み出したのだと自覚した。人間一人の死をふまえて初めて経験できる領域に入って学問を修めたということは、もう、工学部とか理学部の学生とは違う世界に自分は生きているのだと厳粛な気持ちを抱いた。

献体してくれた人の心に応えて自分はこの先、やりきれるだろうか。そしていい医師になれるだろうか。いや、自分はやらなくてはいけないのだと義務感のようなものを覚えた。

最後にご遺体を棺に納め、解剖台を清掃するとき、太宰治が作品『葉』で引用した「撰ばれてあることの恍惚と不安と二つわれにあり」という言葉がぼんやりと浮かんだ。

実習が終わったあとで、ぼくは転居を決めた。亥鼻山の上のアパートへ移ることにした。ぼくの階下の部屋がフィリピン人女性と思われる集団の深夜のたまり場になってしまったからだ。今度のアパートは6畳と3畳の二間。築20年の木造アパート。家賃は4万円。こうして仙人生活に入っていった。最も熱中したのは勉学と言いたいところだが、ぼくの青春はラグビーにあった。

勉強とラグビーと

大学に入学すると、入学手続きの日に先輩たちに取り囲まれてクラブへの入部を勧誘されるのは、どこの大学でも同じだろう。

オーソネ君は、体が大きいのでラグビー部から猛プッシュを受けた。ぼくは背が低く、おまけに入学当時体重が50キロもなく、虚弱体質のようだったのでどこからも勧誘を受けなかった。ぼくは硬式野球に少し興味があったが、クラブの紹介冊子を読むと、うん十年の歴史とかうん十人のＯＢがいて、とか……そういう言葉を目にしてイヤになってしまった。

それにこの当時、運動部に入ると（たとえ未成年でも）酒を強要されるという無法状態がまかり通っていた。ぼくは、父親がアルコール依存症気味だったので、酒を忌避していた。無理に飲まされるのはまっぴらご免だった。

そんなぼくにオーソネ君が「お前もラグビーはどうだ」と勧めてくる。酒がイヤだと言うと、彼はおもしろいことを言う。

「ラグビー部の先輩たちはみんな酒好きで大酒飲みなんだ。だから絶対に人に酒を勧めない。自分で飲んじゃうから。それにね、歴史の浅いクラブで上下関係も緩いんだよ。雰囲気いいよ」

なるほどー。ぼくはその言葉に動かされて入部を決めた。ラグビー部の同級生にはオーソネ君のほかにユザ君がいた。ユザ君はぼくとは違い超・秀才だった。体型はオーソネ君よりぼくに近く、オーソネ君はフォワードに、ぼくとユザ君はバックスに回された。そして本当に酒を勧められることは一切なかった。

新入生歓迎コンパでも、普通の飲み会でも、とにかく先輩たちは本当によく酒を飲んだ。ビール瓶の一気飲みでは、瓶を逆さまにして回転させ、ビールに渦を作って文字通り一気に飲む酒豪もいた。10秒もかからないで大瓶を1本飲んでしまうのだ。また、ある先輩は、自分の下宿でラグビー部員数人と飲み会をやって、会が終わったときにビールが少し残ったグラスにラップをかけて冷蔵庫に入れていた。「何をやっているんですか?」と聞いたら、「明日、飲む」とのことだった。絶対にアルコールは捨てないのだ!

＊＊＊

1年生から2年生までのぼくのラグビーの活躍については何も書くことがない。さっきも言ったように、やはりぼくは虚弱体質だったからである。しかし千葉に転居して遠距離通学から解放されると、ぼくの体にはバネのような強さが徐々についていった。またあれほど嫌っていた酒も飲むようになった。飲んでみれば自分は酒に強いとすぐに分かった。

ぼくたちのラグビーは、春に練習試合を重ね、夏に長野県の菅平で合宿を行い、秋にリーグ戦を闘う。リーグ戦とは、関東医歯薬リーグだ。文字通り関東の大学で、医学部・薬学部・歯学部が参加している。全部で5部から成り、それぞれの部に6チームが所属する。1位と2位は上位リーグとの入れ替え戦に挑み、5位と6位は下位リーグとの入れ替え戦を闘う。リーグが終了するのは12月だった。

わがラグビー部には2人のスーパースターがいた。1人は、F先輩。大学受験のときに、早稲田の教育学部体育学専修を受けてラグビーの日本代表を目指そうか、それとも医者になろうかと迷って千葉大にきたという噂だった。確かに鎧を着たような堂々たる体軀の持ち主だった。F先輩がハイパント（上に向かって高くボールを蹴ること）を上げるとボールが見えなくなり、すごい勢いで落ちてくるので誰もキャッチできなかった。

もう1人はH先輩である。背はそれほど高くないが、体の軸が太かった。わがチームが攻められてゴール前まで押し込まれると、H先輩のキック一発で相手のゴールライン付近まで一気に押し返すことができた。この2人はまじ化け物だった。

ではわがラグビー部が強かったかというと、大したことはなかった。3部と4部の間をウロウロしていたのである。なぜかというと、F先輩とH先輩以外はほとんど素人レベルだったからである。

だからF先輩とH先輩が6年生になって引退したときは、チームはどうなってしまうんだろうとみんな焦った。ちょうどそのとき、ぼくとオーソネ君とユザ君は4年生になり、執行部となった。オーソネ君がキャプテン（と同時にフォワードリーダー）、ユザ君がバックスリーダーだ。

ぼくは無役だったけど、チームに改革を起こしたかった。本気で勝ちたいと思った。そのために競争原理を導入し、上級生だからという理由で公式戦に出られることをやめにした。そして1ポジションを2人以上が練習し、1人が2ポジション以上を練習するようにした。

またぼくは頭を使ってラグビーをすることを訴えた。はっきり言ってそれまでのラグビー部のみんなは、ラグビーがどういうスポーツなのかを理解していなかった。そこでぼくは『ガイド・フォー・プレイヤーズ』という冊子を執筆し、印刷して全員に配った。ラグビーとは陣取り合戦であり、攻めるのはフォワード、バックスの仕事はタックルであるという意識改革を行った（今のラグビーは大きくルールや戦術が変わっているので、全員で守って攻めるという流れになっている）。

F先輩からは「上級生を全員クビにするくらいの覚悟でやれ」と恐ろしい、いや、ありがたい言葉を頂いた。ただ、張り切りすぎて「お前、たいがいにしろよ」と上級生から逆にクビにされそうになったこともあった。

この年、わがラグビー部は奮戦し、なんとか3部の座を死守した。ぼくはフルバックというポジションで全試合に出場したが、正直なところあまり活躍できなかった。

自分の技術とか体力とかに絶対的な自信を持っていなかったことがプレイに表れてしまった。また脛骨（脚のスネ）を疲労骨折したこともぼくのパフォーマンスを落とした。

しかし5年生になるとぼくの体力はメキメキと向上した。スパイクの中にスプリングが入っているんじゃないかと思うほど、走りにスピードが出た。キックは長距離の弧を描いた。どれだけ高いハイパントでも確実にキャッチできた。もともとタックルは強かった。ちなみにぼくは高校の体育の授業で柔道を習い、3年生のときに講道館の柔道初段を取得していた。

秋口に入り、翌週から始まるリーグ戦を前に最後の練習試合を行った。相手は東京慈恵医大。1部の超強豪だ。場所も慈恵医大だった。ぼくはスタンドオフというチームの司令塔のポジションで試合に臨んだ。ぼくは絶好調だった。パスもキックもランもすべて決まった。勝てるはずがない試合に前半を終わったところではリードしていた。

ハーフタイムで円陣を組み、ぼくは後輩たちに叫んだ。

「もう練習試合はやめた！　この試合、本気で勝つぞ！」

後輩たちは上気した表情で「ウォー」と雄叫びを上げた。

後半が始まると、相手は殺気だった雰囲気になっていた。負けられないと思ったのだろう。開始から10分くらいしたとき、千葉大のスクラムからボールが出た。スクラムハーフがぼくに向かってパスを出す。だが、相手のプレッシャーが強く、パスが一瞬遅れた。ぼくがボールを両手で受けた瞬間、相手チームの選手が猛スピードでぼくの足もとに突っ込んできた。

バキ、バキ、バキ。

ぼくの左足首の中から3回大きな音がした。こうしてぼくの5年生のラグビーは終わった。

＊＊＊

6年生になると、医師国家試験の準備に忙しくなるので、クラブ活動からは引退するのがどこのクラブでも普通だった。しかしぼくにはやり残しがあった。それにぼくはラグビーが好きだし、後輩たちのことが好きだった。試合が終わって、みんなで行きつけの居酒屋「五味鳥《ごみとり》」に行って、酒を飲んで歌を歌うのが大好きだった。6年生のぼくは、ラグビーと医師国家試験の勉強を両立させようと決意した。

怪我から回復したぼくは、完全に復調した。いや、それどころか最高のパフォーマンスに到達していた。関東医歯薬リーグで自分がナンバーワンのプレイヤーだと思った。秋のリーグ戦、ぼくはフルバックで試合に出た。フルバックは守りの最後の砦、アタックの最終兵器だ。リーグ戦を全勝し、ぼくらは2部で優勝した。12月の最後の試合は1部との入れ替え戦だ。勝てば1部。相手は強豪・日本大学松戸歯学部だった。ぼくらは対戦の地の東京まで遠征した。

試合は五分と五分、激しいフォワード戦になった。お互いにディフェンスが堅く、タックルが次々に決まるので、点が入らない。試合終了が近づいてきても0－0のままだった。激しいボールの争奪戦の中で、わがチームにペナルティーの反則が出た。相手はゴールキックを選択した。キックしたボールがゴールポストを通過すれば3点だ。

ぼくらはゴールラインの後ろに移動して、インゴールのエリアに並んだ。この距離ならゴールは不成功かもしれない。相手が蹴る。ボールはポストを大きく外れてフラフラと飛んできた。それがぼくの目の前だった。ぼくは1秒くらいの間に考えた。

このボール、取ろうと思ったら頭から突っこんでダイブしないと取れないな。でも、それはやりたくないな。では、よけちゃうか？　よければボールはデッドボールラインを切って、再スタートになるからそれでOKだな。でも、よけるのは、カッコ悪いな。

ぼくはどちらもしなかった。不用意に両手を差しだした。ボールはぼくの指先をかすめて地面に落ちた。

ピー！

「ノックオン！」

「へ？」

インゴールのエリアには反則はないと、ぼくらは代々先輩たちから教わってきていたのだった。キャプテンがすぐにレフリーに抗議をする。

「あのー、インゴールなんですけど」

「ん、だから？」

「インゴールはノックオン無しではないでしょうか？」

レフリーは一瞬考えた。

ピー！

「ノックオン！」

ぼくらは動揺した。「え、ノックオンありなの？」とか、あちこちでみんなが言いあっている。そんなバカな……と思う間もなくスクラムが組まれた。一気に押し込まれる。ボールが相手チームのバックスに回ると、その1プレイでトライを取られた。

4－0でぼくらは敗れた。

試合が終わってぼくらは芝に車座になった。誰も何も言わない。みんな黙っている。悔しいというのとはちょっと違う。惜しい、でもない。できれば1部に上がりたかった。でも、考えてみれば、うちはそんなチームではない。4部あたりをウロウロし、ラグビーの原理も知らなかった。おまけにこの大事な試合に至るまでルールもちゃんと知らなかったのだ。

ずいぶん遠くまできたな。それがぼくの思いだった。6年生として何か気の利いたことを言おうとしたが、ぼくには言葉が残っていなかった。すべて出し切ったからだ。

「帰ろうよ、千葉に」

ぼくがそう呟くと、みんなが一斉に「はい!」と声を返した。グラウンドにヒュッと一陣の風が吹いたが寒さは感じなかった。まるで夏の終わりの涼風《すずかぜ》のようだった。

ぼくは後輩が運転する軽自動車の後部座席に乗り、ぼんやり窓の外を眺めていた。国道14号を走っていると、空が一面オレンジ色に染まっていた。熟した柿みたいな濃い色だった。これですべてが終わったのだと思うと、虚脱感と安堵感がゆっくりと全身を満たしていった。

STEP 2

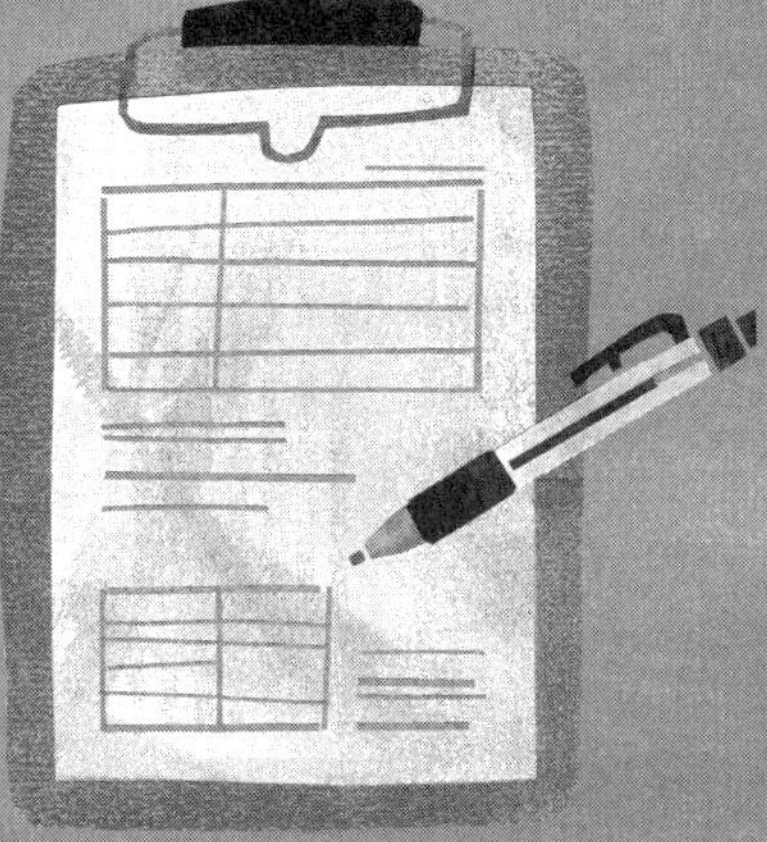

どんじりの進路

精神科のカルテ

3年生は解剖学を中心とした基礎医学の中のさらに基礎の勉強をする。これが4年生になると、薬の効き方の原理を習う薬理学とか、病気を引き起こすウイルスについて詳しく学ぶウイルス学とか、少し臨床に近い基礎医学の授業を受ける。

4年生の終了の時点で、基礎医学の単位をすべて取っていないと5年生に進級できない。5年生になると勉強の舞台は医学部附属病院になる。地下1階、地上11階の白亜の巨塔だ。

5年生からは臨床医学の講義が始まり、外来実習をこなす。6年生では入院患者を受け持って、1年近くかけて全科を1週間ずつ回っていくベッドサイドラーニングの実習となる。

精神科医になることを目指して医学部に進んだぼくは、やはり精神科の実習に興味があった。5年生の終わりに外来実習があり、病院地下1階の精神科の予診室に向かった。

精神科の講師の先生から、予診のとり方の簡単な説明があり、ぼくはまず、ある患者さんから話を聞く機会を与えられた。

予診室の丸椅子に座る白髪の男性が、うつむき、固まったようにじっとしていた。ぼくは自己紹介してその男性に話しかけた。

「よろしくお願いします。まずはじめに、お名前を教えてください。お名前は何といいます？」

「……」

男性はうつむいた状態からゆっくりとゆっくりと頭をもたげた。

いや、こういう表現では誤解される。うつむいた状態から、顔を上げるまで優に1

分以上はかかった。まるでスローモーションだ。顔を上げた男性は、自分の名前を1語ずつ1分以上かけて絞り出した。ぼくはゴクリと唾を飲み込んだ。男性と一瞬目が合う。すると男性はまたもスローモーションで1分以上かけてゆっくりとうつむいていく。

「今日はどういうことでお見えになりましたか？　今は何が一番つらいですか？」

「……」

そこから先はほとんど会話にならなかった。ぼくの質問に対して1分以上かけて顔を上げるが、喋る言葉は「あああ……」とか「ううう……」とか、明瞭なものではなかった。

講師の先生の指示でその男性への予診を終了すると、次に現れたのは40歳前後の夫婦と思われる男女だった。

夫が悲しそうな顔でぼくに訴える。

「うちの家内がね、様子がおかしいんです。声が聞こえる、声が聞こえるって1日中喋っているんです。どこからも声なんて聞こえやしません。だけど、見てるぞ、とか、逃げられないぞ、とか。そんな声がするから、家から一歩も出られないって言うんです。家内は心の病気なんですかねえ。先生、治るんですかねえ。治していただけますかねえ」

ぼくは今度もゴクリと唾を飲み込み、暗い表情をした女性に恐る恐る声をかけた。

「あのう、見てるぞ、とか、そういう声はいつ聞こえるんですか？」

女性は小さくため息をついて投げやりな調子で口を開いた。

「そんな声は聞こえません」

「え、でもご主人が？」

「聞こえるのは主人の方です。主人は精神分裂病（統合失調症）なんです」

「へ？」

ぼくが助けを求めるように講師の先生に目をやると、彼は「うん」とうなずいた。慌てて夫の方を見ると、彼は表情のない顔で宙を見ていた。


3人目の患者は中学生の女子だった。この子も統合失調症だという。統合失調症は早くても20歳くらいで発症すると授業で教わっていたので、中学生の患者というのはとても珍しいということになる。本人から話を聞くというよりも、お母さんからいろいろ話を聞かせてもらうことになるだろう。こんな体験ができるのは、貴重なことだし、緊張する。


ぼくは意を決して、親子に話しかけた。

「こんにちは！　よろしくお願いします」

すると女の子は椅子から勢いよく立ち上がり、部屋の外へダーッと走っていった。

「逃げたー！」

「その子を捕まえてー！」

医師や看護師さんの叫び声。廊下で追いついたスタッフに支えられて女の子は戻ってきたけど、ぼくの問診は中止になった。

予診が終わって精神科の教授から講話があった。

「しかし君はよくあの男性から名前を聞きだしたね」

「はあ」とぼくは曖昧に返事をした。

「あの状態は抑うつ性昏迷といって、うつ病の最もひどい状態だ。会話など普通はできない。名前を聞きだしただけでも君は大したものだ」

ぼくは褒められてもうれしいとは思わなかった。ただ名前を聞いただけだったからだ。そしてちょっと精神科という仕事はしんどいかなと感じた。

＊＊＊

5年生が終わり6年生に進級し、ベッドサイドラーニングの実習が始まった。最初の週はまたも（偶然であるが）精神科だった。

大学病院の本館から長い廊下でつながった建物が精神科病棟だった。助教授（今でいう准教授）の先生に鍵で扉を開けてもらい、ぼくたち5人の学生は病棟に足を踏み入れた。ぼくらの背後で鍵が閉められた音がしたとき、緊張感が高まった。

ぼくが割り当てられた患者は40代半ばの女性だった。病名は「ヒステロエピレプシー」。日本語にすれば「ヒステリー性てんかん」になると助教授が教えてくれる。入院歴は長く、カルテも分厚かった。

ぼくはベッドに座っているその女性に挨拶した。女性は少し寂しそうな表情だったが、小さく笑みも見せていた。入院するほどの精神疾患には見えなかった。

その日、早速下宿で精神科の教科書を開いた。しかし、「ヒステリー性てんかん」という言葉はどこにも載っていなかった。これは一体どういうこと？　この先、どうやって勉強すればいいのか。

翌日からぼくは精神科病棟で分厚いカルテを読んだ。その記載方法はこれまで内科や外科で見てきたものとは全然違っていた。主治医の質問と患者の答えが「　」形式で延々と書かれているのである。

（それでこんなに分厚いのか！）

しかしその内容は、どこが核心でどこが雑談なのかぼくにはさっぱり分からなかった。とりとめのない会話が終わることなく続いている。不謹慎だが、読んでいておもしろかった。ただしそれは医学的なというより文学的なおもしろさだった。

ぼくはカルテの中からなんとか精神疾患に関係ありそうなところを選んで、ようやくレポートを作って週末の教授の査問に臨んだ。

「いや、君、よくまとめたね」

教授は満足そうだった。

「ヒステリーでもない。てんかんでもない。ヒステリー性てんかんという病名を付けるところが、主治医の思い入れだね」

なんだ、そりゃ？　とぼくは思った。

精神科実習はおもしろかったけど、主治医の思い入れで病名が決まってしまうのが果たしてサイエンスなのかと疑問だった。特にぼくは解剖実習を経験してから人を物質的に理解するような発想を持つようになっていた。精神科医になる夢は一旦保留にしようと心の中で整理をつけたのだった。

小児外科のアカオニ

12月になった。ベッドサイドラーニングの実習も今週で最後だ。いよいよ小児外科の順番だ。

いよいよと言ったのは、ぼくは5年生の終わり頃から小児外科に最も関心があったからだ。小児外科では「小児固形がん」を治療している。子どものがんといえば、普通は白血病を思い浮かべる。固形がんというのは腹や胸の中にしこりを形成するがんのことだ。副腎から発生するものは神経芽腫《しんけいがしゅ》。腎臓から出るのがウイルムス腫瘍である。

そして固形がんは頻繁に転移をする。そのため、治療は「手術」+「抗がん剤治療」+「放射線治療」のいわゆる集学的治療だった。ぼくは別に子ども好きでもなければ、もともと小児医療に関心があるわけでもなかった。この小児固形がんという未解明の病気の治療に強い興味があったのである。

病院本館と離れた母子センターの3階に上がり、病棟でタカハシ教授の到着を待つ。月曜日の朝は教授回診だ。ぼく以外の4人の仲間も、ぼくが小児外科医志望ということを知っているので、「どんな感じの回診になるのかな？」などとワクワクしている。

そこに現れたのは、詰め襟の白衣をビシッと身につけ、白髪に眼鏡をかけた、赤ら顔のがっしりした体躯のタカハシ教授だった。

（う、この赤ら顔って酒焼け？）

こんな圧倒的風貌を持つ人は、外科の教授か任俠の世界の大親分しか考えられない。オーラというよりも、圧が迫ってくるという感じだ。

ぼくらはタカハシ教授の後について1号室に入った。思わず目を剝く。そこには6台のベッドがあって6人の子どもが座っていたが、全員髪の毛と眉がない。ここは、がんの子どもたちの部屋なのである。

タカハシ教授が胴間声を出す。これじゃあ、泣きやんだ子も泣きだしそうだ。

「お母さんが、うちの子、お腹にしこりがありますと言って病院を受診した。あんたならどうする?」

5人が順番に「超音波検査をします」と同じことを言う。

教授は「なんで?」と怒鳴る。いや、訊く。

5人が順番に「侵襲(患者への負担)が低いからです」と同じことを言う。

実はこれは、タカハシ教授が必ず訊く質問だから、「超音波→侵襲が低い」と答えるように、学生の間で申し送られていたものだった。

教授の質問はさらに続く。

「じゃあ、超音波で何が分かるんだ?」

う。もうシナリオがない。ぼくらが黙っていても、タカハシ教授は微動だにしない。苦し紛れに誰かが何かを答えると、教授は「何で?」とさらにかぶせるように訊く。

何を答えてもOKが出ない。答えても答えても、「何で?」とさらに問いが迫ってくる。これは質問のマトリョーシカだ。

5分経ち、10分経ち、30分が経った。

ぼくらは1番目のベッドからまだ動かない。入院患者は全員で30人くらいいるはず。これは一体いつになったら終わるのだ。そうか、これが「タカハシ・ヨット・スクール」か! ぼくは心の中で叫んだ。タカハシ教授の回診は、当時スパルタ教育で悪名を轟かせていたヨット・スクールをもじって学生の間でそう呼ばれていたのだった。

「あんたら、オレがどういう答えなら満足なのか、それはっかり考えているんだろ! AとBのどっちが気に入るか、それしか考えていないだろ!」

ぼくの仲間が小さな声で野次を飛ばした。

「どっちを選んでも怒られる……」

「そーなんだよ! よく分かったな」

そこで初めてタカハシ教授はニカッと笑った。

「あんたらはな、日本で屈指の秀才学生だったのに、遊びほうけてここまでバカになった見本のようなものだ！」

そう言われると、まったくその通りだ。

「あんたら弁当、持ってきたか？　オレは持ってきた。腹減ってもオレは大丈夫だ。あんたらが答えるまで、オレは一歩もここを動かないぞ！」

そう言って、先生は丸椅子にドッカと腰を下ろした。

1時間が経過した頃、タカハシ教授は「いいか？」と言って語りはじめた。

「医療で一番重要なことはGedankengang《ゲダンケンガング》、つまり考える道筋なんだ。患者をベルトコンベアに乗せて血液検査とかX線検査とか次々にやって診断がつくと思うか？」

しーん。

「これには答えがない。つくかもしれないし、つかないかもしれない。オレはつかないと思う。だから、考える道筋が重要なんだ」

結局、3時間半かかって教授回診は終わった。ぼくらはヘトヘトになった。だけどぼくの気持ちは高揚していた。仲間がぼくに声をかける。

「松永、おめでとう！　素晴らしい教授じゃないか！」

「うん、そうだ。小児外科でがんばれ！」

「よかったね、あの教授で」

ぼくは、うん、うんとうなずいた。でも懸案がひとつだけ残っていた。ぼくは脳神経外科に入りたいという気持ちも少しあり、医局説明会に出てジュースとケーキをご馳走になっていた。ま、接待を受けていたのだ。

それから1週間考えたのち、ぼくは院内電話で脳神経外科の助教授室につないでも

らった。電話にはヤマウラ助教授が出た。脳神経外科は断念し、小児外科に入局したい旨を伝えた。するとヤマウラ先生は、

「あっそー、じゃあ、そっちでがんばってねー」

と全然引き留めてくれなかった。こうしてぼくは小児外科医になることに決めた。そして、一緒にラグビーをやったオーソネ君は小児科へ、ユザ君は耳鼻科へ進むことに決めた。でもまだその前に2つの関門がある。卒業試験と医師国家試験だ。

卒業試験で、まさかの……

年が明けて卒業試験が始まった。1週間に2〜3科目の試験があり、全部で2カ月に及ぶロングランだ。これにすべて合格して医学部を卒業しないと、医師国家試験の受験資格を得ることができない。医師国家試験は全科目が出題されるわけではないが、卒業試験はそうはいかない。ひとつ試験が終わっても、息つく間もなく次の試験がやってくるので、短距離走のくり返しという感じだ。

最初の試験は整形外科だった。

ぼくは階段教室の指定された上の方の席に着き、まず問題文をすべて読んだ。問題用紙は6枚。これはおそらく教授を含めて6人の教官が出題したに違いない。6枚で600点満点だと、360点取れれば、6割で合格だ。

ぼくは試験に取りかかった。

整形外科は全身の骨・筋肉・靭帯などを扱うだけあって出題範囲が広い。病気の種類も多い。問題はけっこう難しかったが、それでもかなりできた。360点は間違いなく取れているだろう。

最後の30分を残してぼくは頭痛を感じたので机に突っ伏して寝てしまった。試験終了を告げる教官の声で目覚めて答案用紙を提出。出だしは順調だ。ただ、休んでいるヒマはない。次の試験対策をしないと。

試験を受けつづけているうち、整形外科の合格発表が出たという連絡がきた。ぼくは医学部1階の教務課に足を運び、合格者一覧の台帳を見せてもらった。

ない。ぼくの名前がない。

ウソだ。ぼくは不合格？

ええ！　この先、どうなっちゃうの？

ぼくは教務課の事務員さんに尋ねた。

「あのう、整形外科が不合格になったようなんですが、どうしたらいいのでしょうか？」

「ああ、全部の卒業試験が終わったあとに、追試験があるからそれを受けてください。時間と場所は学生控え室の前の掲示板に貼り出します」

ショックだった。残り30分の間に見直しをしなかったことが悪かったのだろうか。だけど、どう考えても6割は取れているはずだ。いや、そう思っているのは自分だけで、ぼくってやっぱりアホなのか。

自信を失いかけたぼくは、そこで集中力を上げて、必死で勉強した。試験を受け、合格者の台帳を確認し、それをくり返しながら、ひとつひとつの卒業試験をこなしていった。そうしている中で、またも不合格にぶつかった。産婦人科である。ぼくは産婦人科の試験はほぼ１００％解けたと思っていた。では、なぜ落ちたのか。ぼくには心当たりがあった。

あれは前年の9月。ベッドサイドラーニングの実習で産婦人科を回ったときだ。最終日は教授による査問が待っていた。教授は厳格な人で、査問に当たって学生はスーツ着用でネクタイを締め、革靴を履くように学生の間で申し送りされていた。

ぼくはスーツを持っていなかったし、ネクタイも持っていない。持っていたとしても締め方を知らない。おまけに前日まで菅平でラグビー部の合宿に参加して猛練習をしていたため、スパイクでこすれて足の指の皮がずる剝けになっていた。だから靴下を履くことができなかった。で、裸足にサンダル履きで教授の査問を受けたのだった。

おまけにぼくは平尾誠二選手みたいに口ひげを生やし、顔中傷だらけという出で立ちだった。教授は査問を始める前からギョロッとぼくを睨んでいた。

ぼくらは5人のグループなのに、教授はぼくにばかり問題を出した。ぼくはけっこう産婦人科学が得意だったのでスラスラ答える。すると教授はどんどん質問を難しくしていき、医学書に載っていないことまで訊きだした。

さすがに答えられない。教授が学生名簿にボールペンで何か印を付けている。どう見ても手の動きが×だ。さらに質問がくる。答えられない。×が付く。こういうことをくり返し、×が五重くらいになったところで査問は終わった。

ああ、そういうことね。確かにぼくは常識がない学生かもしれない。でもぼくは、スーツを着てこいと申し送りされると反発してしまう性格なのだった。

概してベッドサイドラーニングの教授の査問に関しては、「こういう問題が出るよ」とけっこう情報が駆け巡る。実際に査問を受けると一字一句噂通りのことを訊かれる。

するとぼくはへそ曲がりなので、「毎週学生に同じことを訊くなんて、この教授は手を抜いているじゃないか」と思ってしまう。そうするとちょっとムキになって、答えを知っている（申し送られている）のに、わざと「知りません」と答えて、大目玉を喰らうことがあった。

しかし、産婦人科の卒業試験の落第はまずい。教授は完全にぼくに目をつけている。追試験も通してくれなかったらと思うと、冷や汗が滲んだ。

結局2カ月の卒業試験を終えてみると、ぼくは2教科を落としていた。2教科以上落第したヤツは、学年に10人くらいしかいなかった。入学したときもどんじりだったけど、卒業もどんじりだ。いや、卒業できるかも分からない。

追試験は産婦人科の方が先だった。スーツは着ていかなかったが、革靴は履いていった。半分日和《ひよ》ったなと思った。指定された産婦人科病棟の医師室に行ってみると、そこにいたのは教授ではなく、講師の先生だった。ぼくはほっとした。これで助かった。試験らしい試験は特に行われず、講師の先生の話を聞いてぼくは合格を与えられた。まあ、卒業試験はほぼ満点だったはずだから、講師の先生もそれを分かってくれたのだろう。

整形外科の追試験はぼくにとって大きな山となって迫ってきた。もう3月である。卒業式も近い。『標準整形外科学』（医学書院）という分厚い教科書を読みこみ、寒風吹きすさぶ医学部本館の整形外科教室に向かった。

追試験は、問題を出した6人の教官と順番に面接するというものだ。ぼくはまず、助手（今でいう助教）の先生の部屋をノックした。

「ああ、君か。まあ座って。君は何で自分が落ちたか分からないでしょう？」

「へ？」

「まあ、いい」

すると先生は雑談を始め、10分もすると「次の部屋に行っていいよ」とぼくを送りだした。ぼくの頭の上にはハテナマークがいっぱい並んだ。

次の部屋をノックする。

「ああ、松永君か。まあ座って。君は何で自分が落ちたか分からないでしょう?」

「へ?」

同じことを言われた。またも雑談になり、ぼくは追い出された。こうしたことを4度くり返し、5番目の助教授の部屋に入った。

「ああ、君か」

同じパターンだ。

「何で落ちたか分かる? われわれ6人で出題するでしょ? 600点満点なんだけど、教授の方針で合格点は6割じゃないの、400点なの。で、君の点数は399点。

6人が別々に採点するから調整のしようがないんだよ。不運だったね。もういいよ。教授室に行って」

そういうことだったのか！

頭にガツンと一撃喰らってハテナマークがパラパラと落ちた。

コンコンコン。教授室の扉をノックする。

「入りたまえ」

整形外科の教授は超の付く勉強家で厳粛な人という評判だった。

「これより追試を始める」

うわ。本当にまじめな人だ。勉強してきてよかった。

「骨端軟骨板《こったんなんこつばん》の骨折、ソルター・ハリスの分類について説明しなさい」

「はい！　分かりました。Ⅰ型が○○で……Ⅱ型が○○で……Ⅲ型が○○で……」

「ふんふん。よし、なるほど……ん？　全然違うじゃないか!!」


教授は立腹しながらもⅠ型からⅤ型までの骨折の形態を説明してくれた。


「君は何科にいくんだ？」

「小児外科です」

「なに！　骨端軟骨板の骨折は子どもの怪我じゃないか。そんなことも知らないでどうする!?　小児外科は医局員も少ない小さな科だ。タカハシ教授も困っているだろう。いい医者になってタカハシ君を助けてあげなさい」

「はい！」


こうしてぼくは卒業試験をすべてパスした。

医師国家試験の準備は、5年生の終わり頃から始めていた。勉強のしかたは、過去問を解くことである。１人では長丁場の勉強に挫折するので勉強会というグループを組む。ぼくはオーソネ君とユザ君と一緒に勉強会を結成していた。過去問を分担して解いてきて、みんなの前で発表するスタイルでいくと、サボることができない。勉強の効率もいい。週に1回、ユザ君の下宿に集まってぼくらは勉強を重ねていた。

試験科目は、いわゆるメジャーと呼ばれる内科・外科・小児科・産婦人科・公衆衛生と、マイナー2科目。その年のマイナーは、外科系として耳鼻科、内科系として放射線科からの出題と決まっていた。

分量も範囲も多彩さも内科がずば抜けていた。内科を制圧しないことには国家試験合格は覚束ない。試験会場は東京。２日間にわたって行われる。ぼくらは東京の安いビジネスホテルに前日から宿泊し、試験に臨んだ。

前日に宿泊する理由は、万が一の交通機関の乱れに対応するため、もうひとつは、みんなでホテルに泊まっていると「こういう問題が出るぞ！」という話が他大学の学生から伝わってくるという噂があったからだ。しかしこれは結果としてデマだった。

事前の情報は必要なかった。ぼくはしっかりと準備ができていた。問題はそれほど難しくなかった。いや、難しかったのかもしれないが、勉強をしっかりやっていたので、8割くらいは余裕で解けた。

合格の通知を医学部の教務課でもらったとき、うれしさよりも肩の荷がおりたという感じだった。本当に始まるのはこれからだった。25歳の春である。

STEP 3

新人医のカルテ

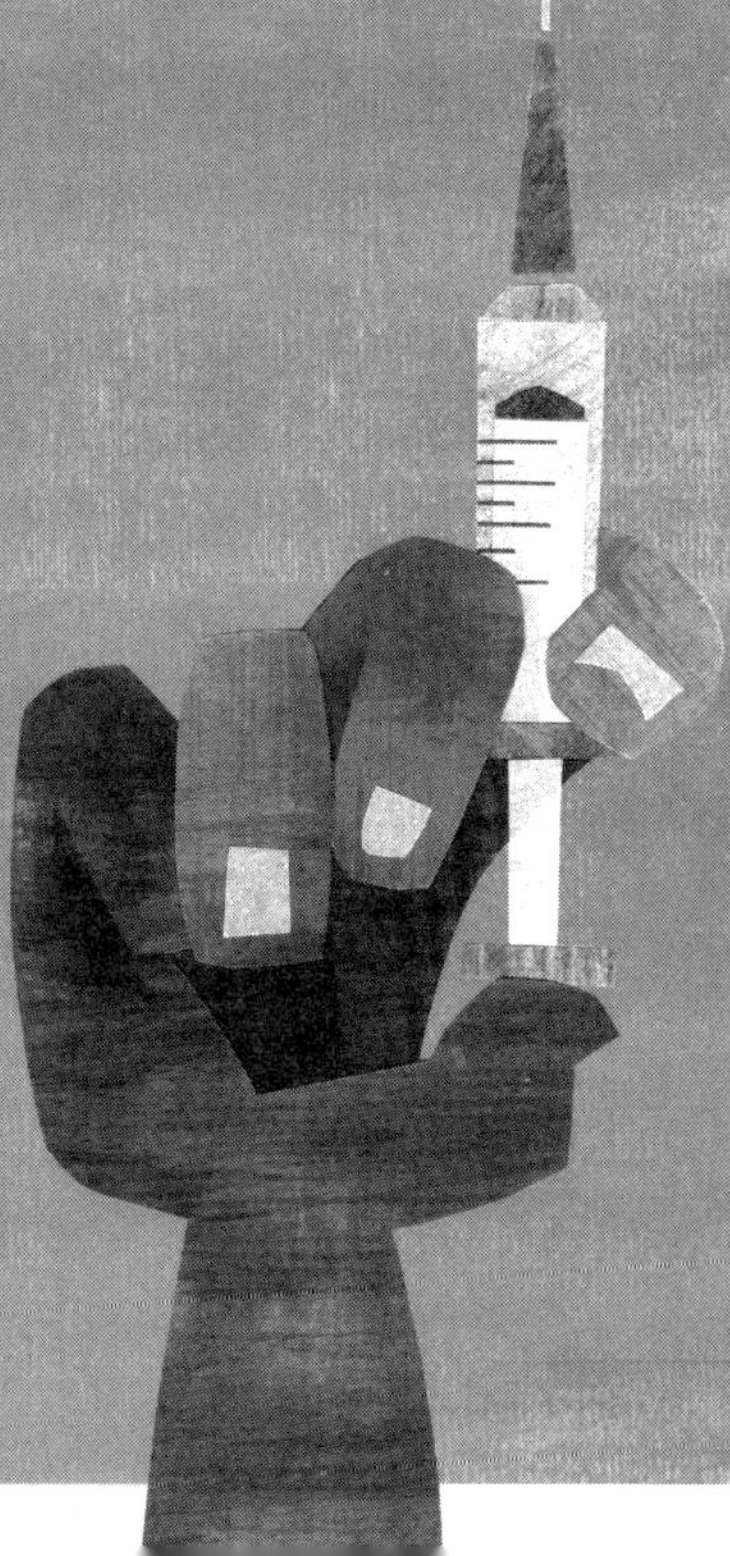

小児外科医、はじめの一歩

1987年（昭和62年）の大型連休明けから、ぼくの勤務が始まった。

母子センターの1階には外来診察室があり、その奥に医師室がある。医師室とは各人の机が並んでいる部屋だ。外来診察室へ入る手前にはエレベーターホールがあり、そのすぐ近くに教授室と医局が並んでいる。ここでいう医局とは医局員がテレビを観たり、食事をしたり、また奥のカーテンをめくると2段ベッドがあって当直医が眠る部屋だ。

しかし、医局員は昼間にこの部屋を使うことはできない。隣接する教授室にいるタカハシ教授が門番のように教授室と医局を行ったり来たりしているから、誰も近寄れないのだ。

エレベーターで3階に上がると東西に入院病棟が広がっている。小児科と小児外科がメインだが、脳神経外科も個室を一部屋持っている。またときどき子どもの形成外科の手術があり、そうした子どもは小児外科のベッドを借りることになる。

毎日、回診が1日3回ある。9時、14時半、20時だ。研修医はこれにすべて出る。この回診とは別に教授回診が月曜と木曜にある。これにも研修医はつく。水曜と金曜は手術日だが、研修医が手術室に入るのは夏になってからだ。初めての執刀医になるのは秋と聞いていた。

ぼくの初任給は12万円ちょっと。今、厚労省の資料を調べてみると、昭和62年の大卒者の初任給の平均は14万8000円くらいとなっている。そうすると、ぼくの給与は驚くほど安かったわけではない。ただ、契約の形態は日雇いで、1日ごとに契約を更新するというものだった。社会保険には加入できた。もちろんボーナスはなくて、今でいう非正規雇用という感じ。

だいたいぼくは、「勤務時間」とか「残業手当」とかの大人社会の言葉を知ったのは、医者になって7年くらい経ってからだ。ぼくらの時代の研修医には決まった「勤務時間」も「残業手当」も一切なかった。「勤務時間」がないというのは、当然フレックス制とは違う。朝7時には病棟に来て、帰れるのはどんなに早くても22時。仕事が終わらなければすぐに24時になってしまうのである。

ぼくと同学年の他科の研修医たちは、週に1回くらい関連病院と呼ばれる教室と縁の深い病院へ先輩医師の手伝いに行っていた。これが研修医のアルバイトと呼ばれるものだ。1回のバイトで3万円とか4万円になるという話だった。ところが、小児外科だけはタカハシ教授の方針で1年目はアルバイトは禁止。ま、当たり前だろう。何の技術もないのだから。

ではこの安月給にぼくが不満だったかというと、それは全然逆だった。何しろ知識=ゼロ、経験=ゼロである。こんな自分がお金をもらっていいのかと真剣に悩んだ。医局長に「本当に給料をもらっていいのでしょうか?」とまじめに質問したら、「当たり前でしょ。社会人になったんだからもらっておきなさい」と諭された。

＊＊＊

小児外科にはちゃんとした教育システムがなかった。いや、そんなことを言うと先輩の先生から大目玉を喰らいそうだ。確かに研修医は、すべての先輩から順々にクルズスという講義をしてもらった。しかしそれは先輩の先生たちが学生に授業をするような内容で、実践的な内容ではまったくなかった。ぼくは医学生の頃、学生の間の噂として「小児外科にはタカハシ教授の医師養成10年計画というのがあるらしいぞ」ということを聞いていたが、それは単なる噂だった。

医局長の先生が、出勤初日のぼくに言う。

「なんでも先輩の先生に聞いて。ムラマツ君は君の1学年上だから兄貴分として何でも教えてくれる。だけど、よく覚えておいて欲しい。この世界では1学年違えば虫けら同然という言葉がある。君とムラマツ君はそれほど違うんだ」

ぼくはその言葉を聞いて、「おもしろいキャッチフレーズ!」と心の中で叫んでしまった。考えてみれば、ラグビー部のときも「1年奴隷、2年友だち、3年先輩、4年大先輩、5年神様、6年天皇」ということを言われた。しかし実際にはそんな上下関係はまったくなかった。だから小児外科もそうなんだろうと思ってしまったのだ。実は医局長はぼくに向かって「君は虫けら」と言っているのだったのだが、鈍感なぼくはそれに気づかなかった。

医局長はこうも言った。

「見てちゃ、ダメ。どんどん手を出して失敗して叱られなさい。そうして覚えていくから」

ぼくはこの言葉も、「ああ、そうか失敗してもいいのか。ラッキー!」と思ってしまった。しかし、医局長が言いたいことは、これからどんどん叱るぞ、ということだったのだが、鈍感なぼくは気が付かなかった。

先輩のムラマツ先生にまず教わったことは、針刺しだった。つまり、採血と点滴である。小児外科病棟には10人くらいのがんの子どもが常時入院していた。この子たちは抗がん剤治療を1年中受けているので、点滴が常に必要になる。また抗がん剤の副作用で血球の数が減るので、いつでも輸血できるように1週間に3回くらいは採血が必要になる。

ところがこの針刺しが非常に難しい。年がら年中、針を刺されている子どもたちは血管がつぶれてしまうために、刺すことのできるいい血管がない。ただでさえ、こっちは初めて経験する針刺しである。そこへきて、相手は子どもだから大暴れし、血管は細く、つぶれているので、採血や点滴は超難関であった。研修医の仕事は回診を除けば、朝から晩まで針を刺していると言ってもよかった。

病棟にあるカウンターの向こう側のスペースをなぜかナースステーションというが、研修医は1日中ナースステーションにいる。針刺しは純然たる医療行為なので、いくら大変でも何の文句もないが、バカバカしいと思った仕事は電話番だった。

小児病棟には3台の電話があったが、それがしょっちゅう鳴る。電話を取るのは研修医の仕事だ。看護師さんは忙しく走り回っているので電話を取る余裕などない。電話に出ると「○○先生、お願いします」と頼まれる。その電話を保留にして、別の電話からその先生のポケットベルを鳴らす。連絡がついたら、外線をその先生に回すのだ。

そういう電話が数限りなくかかってくる。のちに知ったのだが、そういう電話の大半は「マンション買いませんか?」とか「株を買いませんか?」といった営業の勧誘で、本当に必要な外線電話はほとんどかかってこないのが実情だった。

またコ・メディカルのスタッフの人数が大学病院では少なかった。具体的に言えば、放射線技師とか、輸血部のスタッフである。だから病棟で緊急でX線撮影をして、フィルムを現像するのも研修医の仕事。夜中に血液のクロスマッチ（血液型が一致しているか混ぜ合わせて判定する）をやって血液製剤を用意するのも研修医の仕事だ。つまり何でも屋さんである。文句をいろいろと書いたが、こうしてコ・メディカルの仕事内容を理解することができたのは、のちになってからよかったと思えた。

7時から21時まで針刺しと電話番をしてようやく一段落すると、最後にやるのはカルテ整理だ。子どもたちの採血結果を印字すると短冊状の紙切れになる。これを温度板に書き写し、さらにその紙をカルテに糊で貼っていく。この作業には意味があるのか非常に疑問に感じ、疲れた体で短冊貼りをするのは本当に苦痛だった。

本来はカルテにみっちり患者の状態を書き込まなければいけないのだが、せいぜい1行書くのが精一杯であった。

＊＊＊

こういう仕事がひと月くらい続いた頃、朝の回診で医師全員が大部屋に入ると、その中の先輩医師が「この子は今日、抜糸だね。松永、やってみろ」と突然命令を下した。

え。抜糸？

見たことはあるけど、やったことはない。どういうふうにやるかも知らない。

患者は8カ月くらいの女の子。大泣きの子をお母さんが一生懸命押さえている。

「ほら、鑷子《せっし》（ピンセットのこと）を受けとって」

看護師さんが中鑷子を差し出す。看護師さんは長鑷子を使い、イソジン綿球をぼくに渡す。ぼくは緊張して肩に力が入りながらも、女児のお腹の傷口の周りを消毒していく。

「中心から外へ。中心から外へ。円を描くように」

先輩医師の指示が飛ぶ。

一通り消毒が終わり、ぼくが綿球を膿盆《のうぼん》に捨てると、「もう1回」とさらに指示がくる。看護師が綿球を鑷子で持って待ち構えている。ぼくがその綿球を取ろうとしたとき、カチッと音がした。鑷子と鑷子がぶつかったのだ。

「不潔ーー！」と周囲から一斉に声が飛ぶ。


え？　どういうこと？


そうか、看護師さんの鑷子は完全滅菌状態だけど、ぼくの鑷子は綿球を介して患者に触ったから清潔ではないのだ。

看護師さんは面倒くさそうに自分の鑷子を膿盆に放り、ぼくも鑷子を膿盆に入れた。改めて2人とも鑷子を持ち、イソジン綿球をリレーする。ぼくは緊張のあまり指先がプルプルと震えた。どうにか2回目の消毒が終わると、いよいよ抜糸である。看護師さんがクーパー（はさみ）を渡してくれる。ぼくは左手に鑷子を持ち替え、右手でクーパーを持つ。左手の鑷子で糸を摑もうとするのだが、女児は大泣きでお腹が大きく波打っている。

どうしても摑めない。顔面に汗がどっと湧き出る。お母さんは子どもを押さえながら不安そうにぼくの顔を見上げる。そうされると、ぼくの緊張感がさらに高まる。

ようやく糸を掴み、クーパーで糸を切る。その瞬間、周囲から、

「ああ、違うなー」

「糸を引っ張って、皮下に潜っている部分を切って抜くんだよ」

「切るんじゃなくて押すんだよ」

「音を立てるな。コントロールされていない証拠だぞ！」

などと意味不明の野次が次々と飛び交う。お母さんはさらに不安そうにぼくの顔をまた見上げるが、ぼくはもう両手がブルブルと震えていた。抜糸が終わったとき、ぼくの両手からは力がなくなっていた。

ああ、手を出して叱られろってこういうことか。し、しかし、これでは患者さんがあんまりではないか。ぼくは自分の未熟さを棚に上げて、心の中で文句を言った。

ただ、この教育のしかたは効果抜群だった。ぼくは1回で消毒やガーゼ交換、抜糸の技術を覚えた。だけどあの子には本当に申し訳ないと今でも思う。もちろん、あの子の名前は30年以上経ってもフルネームで覚えている。

眠い、でも患者さんがいる

研修医の大事な仕事がもうひとつあった。それは徹夜で患者を診ることだ。特に新生児を見張る。これをウォッチという。ぼくのウォッチはカッコ悪い形で始まった。

ぼくが小児外科に入局した年は、春から夏まで外科疾患の新生児が1例も来なかった。当時の小児病棟には新生児集中治療室（NICUのこと）がなく、未熟児室という名の3床の狭い部屋があるだけだった。新生児科医がいないため、赤ちゃんの術前・術後管理はすべて小児外科医がやっていた。酸素飽和度をチェックするモニターも存在しなかったため、医師が一晩中、赤ちゃんの肌の色を見る。具合が悪そうだと判断すると採血をして、人工呼吸器の設定を変更したり、点滴の組成を換えたりしていたのだった。

秋に入って生後0日の赤ちゃんが、腸の病気で入院してきた。卒後10年目の先生が執刀した。ぼくは手術の手伝いをいろいろとしたが、術後は赤ちゃんの容態は安定していたし、術者の先生から何も言われなかったので、24時には下宿に帰った。

翌朝、回診が始まった。大部屋を全員の医師で回っていると、先輩の医師がぼくに声をかけてきた。

「新生児の夜の状態はどうだった?」

「ええと、ぼくもちょっと把握していないんですが」

「え！　ウォッチしてないの！　新生児が呼吸器を付けていたら1年生はウォッチするのが常識だろ！　何やってるんだ！」

しーん。

お母さん方が見ている前で先輩に怒鳴られて、ぼくは顔が真っ赤になった。「すみません」と声を絞り出すしかなかったが、いくら何でもこういう扱いはないんじゃないかと思ったのだった。

この秋口の新生児が何かの合図だったのか、年が明けて1月2日に先天性食道閉鎖の赤ちゃんが入院してきた。術後は人工呼吸器だ。もちろんぼくはウォッチに入った。すると次々に新生児が入院してくる。さらに先天性食道閉鎖の子が入院し、その後も腹壁破裂の赤ちゃんが入院してきた。

人工呼吸器が外れた頃に、また新たな患者が入院してきて人工呼吸器を付ける。ぼくは連日病院に泊まり、ほとんど下宿に帰れない状態になった。朝から針刺しが始まり、点滴・採血に追われ、回診をこなし、手術室で先輩の手伝いをし、夕食に出前の中華料理を食べ、また夜の回診に出る。カルテの整理が終われば、あとはもう集中して赤ちゃんを診ることができる。

深夜の2時くらいになると少し眠気がくる。しかしそれを過ぎると気持ちがハイになってくる。ウォッチ・ハイである。目がギラギラとして頭が冴える。だが、4時頃になると急激にスタミナが切れて空気の抜けた風船のようにナースステーションの椅子で寝込んでしまうのだ。

あるときは、病棟の廊下を歩いていたら猛烈に眠くなり、置いてあった小児用のストレッチャーに上がり込んでそのまま寝入ってしまったこともあった。看護師さんがぼくに気づいて、ストレッチャーをガラガラとナースステーションの中に運んでくれた。ぼくが寝ぼけ眼で「ここ、どこ?」と聞くと、看護師さんたちは大きなため息をついて、

「ナースステーションよ。先生、みっともないよ。ちゃんと医局で寝て」
「お母さん方に見られたら、恥ずかしいでしょ!」
「先生、運ばれちゃったね。ハコ・バレオ君だね」

と言って笑った。

そして、6時からまた1日が始まる。こうした生活が2カ月半続いた。夕方にちょっと時間ができると自転車で下宿に戻りシャワーを浴びて下着を替える。無精ひげも剃る。体重も少し落ちた。忙しかったが充実感もあった。そういう毎日の中に落とし穴があった。やはり疲れていたのだろう。ぼくは自分に対して事故を起こした。

ウォッチ生活が長期に及んでいたある日の朝、いつものように赤ちゃんから採血し

た。採取した血液をスピッツ（試験管のこと）に容れて、注射器の針にキャップを被せようとした。これはリ・キャップといって危険だから今日の医療では絶対にやってはいけない行為だ。当時はそういうルールが無く、ぼくはリ・キャップをした。そして手元が狂い、針で左手の親指の根本を刺してしまったのだ。

傷自体は大したことはない。消毒してカット絆でも貼っておけばいいだろう。ところがその赤ちゃんは、ＨＴＬＶ－１（ヒトＴ細胞白血病ウイルス）が陽性だったのである。ぼくは傷をイソジンで消毒すると、医局長にすぐ報告した。

医局長は、小児科の血液腫瘍グループの医師と相談してくれた。小児科の先生が言う。

「ＨＴＬＶ－１はそんなに感染力が強くないから、あまり心配しなくてもいいんじゃないかな。感染しても大多数の人は、病気を発症しないよ。でも絶対にとは言いきれない。効果のほどは分からない部分もあるけど、インターフェロンを注射してみてはどうかな？」

インターフェロンとはウイルス抑制因子のことで、当時、Ｃ型肝炎の治療に使われはじめたばかりだった。

「先生、それをお願いします。インターフェロンを打ってください」

ぼくは白血病になるのは困ると思った。

小児科の先生が注射の用意をしてくれて、ぼくはインターフェロンの注射を受けた。そしてそのまま仕事に戻った。その日の夜、未熟児室にこもってウォッチしていると、急に寒気がしてきた。体がブルブルと震える。看護師さんに体温計を借りると39℃近くに熱発していた。

(なんだこれは一体……)

ぼくは未熟児室の別室のソファで布団を被って横たわった。2時間くらいで熱は下がった。ぼくは後日、小児科の先生に「あれはインターフェロンの副作用でしょうか?」と尋ねてみた。先生の答えは、「いや、インターフェロンで熱なんて出ないよ。偶然、疲労と重なったんじゃないかな」というものだった。

ぼくは病院に泊まればいいというものではないと自分を戒めた。針刺し事故を起こせば、みんなに迷惑がかかる。緊張して仕事をしないといけないと心の中で気合いのねじを巻き直した。

2カ月半で、得たものは大きかった。ウォッチしながら、赤ちゃんの容態が安定していると医学書も読んだし、人工呼吸器の設定のしかたにも詳しくなった。点滴の組成を患者の状態に合わせてどう変更していくのかも要領がつかめた。

ただ、先輩の先生にどうしても敵わなかったのは、新生児の肌の色の見方だ。10年目の先生と一緒にウォッチしていると、急に先生が叫ぶのだ。

「色が悪い！　松永、肺のX線を撮影しろ。それから血液ガスだ！」

ぼくはどう目を凝らしても、赤ちゃんの肌の色の変化が分からない。でもいつまでも悠長に見ている時間はない。ポータブルのX線撮影装置の車輪をゴロゴロと転がして、赤ちゃんの背中にフィルムカセットを入れる。電圧を調整し、鉛のプロテクターを着るとパシャリとシャッターを切る。すぐさま、赤ちゃんの手首に入っている動脈ライン（点滴のこと）から動脈血を逆流させて採血し、フィルムカセットと血液の入った注射器を持って、本館への長い廊下を走る。

フィルムを現像し、血液ガスの分析をしてプリントアウトする。また、深夜の廊下を走って未熟児室へ戻る。

先輩の先生がX線フィルムをシャウカステン（光をかざして観察する装置）に掲げる。


「気管内チューブが2～3ミリ深くなっているな。左肺の換気が悪いかもしれない。血液ガスはどうだ？」

「二酸化炭素がたまり気味で、酸素がさっきより下がっています」

そう返事をしながらぼくは先輩の慧眼に驚いていた。

「よし、気管内チューブを2ミリ引き上げよう」

先輩は、赤ちゃんの口の周囲に貼ったチューブ固定用のテープを剥がし、慎重にチューブを2ミリほど引き抜いた。そして再びテープを固定すると、ぼくに命じた。

「もう一度、X線。位置を確認しよう」

こうしてぼくは、本館との間をもう一往復する。未熟児室に戻ると、先輩が赤ちゃんをじっと観察している。

「よし、色がよくなってきた」

先輩はそう言う。ぼくは懸命に見つめるがよく分からない。でもそう言われれば、さっきよりも少し桜色の皮膚かもしれない。すぐに一人前になるのはもちろん無理だ。だけど、10年経ったときに、先輩みたいに「色が悪い」と言えたらカッコいい。

ぼくがウォッチしたことによって、患者の状態がよくなったということは残念ながらなかった。でも、少しは役に立てた。本当に微力だけど、赤ちゃんのために力になれるのは正直うれしい。前年の秋にウォッチしないで下宿に帰ったのが本当に悔やまれる。もっとがんばって、いい医者になりたいと心から思った。

ごめん。何もしてあげられなかった

2カ月半のウォッチの間に診たのは新生児だけではなかった。ウォッチが長くなってきた頃、交通事故に遭った3歳の女の子が緊急入院してきた。

女の子は国道の横断歩道を渡っているときに車に撥《は》ねられ、近くの県立病院に搬送された。病院に到着したとき、女の子はすでにショック状態で、意識が混濁していた。

緊急で全身のX線CTを撮影したところ、脾臓がバラバラに裂けて腹の中で大出血していることが分かった。膵臓や左腎にも傷があった。

ただちに全速力で輸血が始まった。

しかし血圧はどんどん落ちていく。

その病院の外科医が開腹手術をするか判断に迷っていると、突如、女の子の呼吸が止まった。医師たちは気管内にチューブを入れて人工呼吸をしながら、夜半に女の子を救急車でぼくらの病棟に運んできたのだった。

処置室に運び込まれた女の子をぼくらは全員で取り囲んだ。女の子は意識がなかった。顔は土気色だった。ムラマツ先生が人工呼吸の酸素バッグを懸命に押す。女の子には点滴が1本入っていたが、ぼくたちはさらにもう1本入れた。それも大人用の太い点滴留置針を使った。女の子の体内に少しでも多く、輸液や輸血ができるようにするためだ。

女の子のお腹はパンパンに膨れ上がっていた。出血のためである。先輩の先生が超音波検査をやってみると、脾臓から血液がビューービューーと吹き上がっているのが見える。心電図モニターから女の子の心拍が聞こえてくるが、正常の脈拍数の3分の1くらいしかない。瀕死の状態だった。

先輩の先生から命令が飛ぶ。

「松永、輸血の用意をしろ。200ccの血液製剤を10パックだ」

ぼくは猛ダッシュで輸血室に走り、クロスマッチ検査をやって、女の子の血液と血液製剤の血液を混ぜ合わせても固まらないことを確認した。10パックの血液製剤を袋に詰めて処置室に戻ると、2本の点滴ルートから輸血が始まった。

点滴のつまみを全開放にして、勢いよく血液を入れていく。だが、女の子の顔色はよくなる気配を見せない。血圧も一向に上がらないままだ。というか、心拍や血圧をモニターがほとんど拾い上げられない。このまま心臓が止まるんじゃないかとぼくは思った。

助教授は「これは開けられないな」と呟いた。開けられない……つまり手術できないということだ。

「でも、このままでは」と先輩の先生が言う。

助教授は苦渋の表情だった。

「今、腹の中は血液でいっぱいだから、何とかその血液の圧で止血されるのを期待するしかない。腹を開けたらその瞬間に血圧が下がって心臓が止まる」

ぼくはその言葉を聞いて背筋がゾクリとした。ちょうどそのとき、タカハシ教授が処置室に入ってきた。

助教授が女の子の状態を細かく説明すると、教授は一瞬考えてから「開けろ」と静かに言った。教授は助教授に向かって、

「あんたが執刀しろ。第二外科の外傷を専門にしているヤツにも手術に入ってもらえ。あと2人、うちから手術助手を出せ。全部で4人だ。このままではこの部屋でSterben《ステルベン》（＝死）だ」

ときっぱりと言った。

先輩の先生はぼくに向かって「あと10パック血液を用意しろ！」と大きな声で指示を出した。女の子はストレッチャーに乗せられ手術室に向かうことになった。

血液製剤を抱えて手術室に入ると、執刀の直前だった。布に覆われた女の子を4人の外科医が取り囲んでいる。

助教授の先生がサッと皮膚を切った。電気メスで筋層を切開し、腹膜を露出する。いよいよだ。助教授のメスが腹膜に触れた瞬間、ザーッと音を立てて血液が天井の無影灯（ライト）まで吹き上がった。

「吸引！」
「ガーゼ！」
「タオルを貸せ！」

外科医たちの声が飛ぶ。そして10秒もしないうちに麻酔科医が叫んだ。

「心停止！」

助手についている先生がすかさず心臓マッサージをする。子どもの体がガクン、ガクンと揺れる。

ダメだ。心臓が動かない。麻酔科医が続けて叫ぶ。

「胸を開けろ！　直接心臓マッサージをしないとダメだ」

助教授の先生はお腹の中に手を突っ込み、タオルで出血している場所を押さえている。

一方、先輩の先生はぼくに向かって叫ぶ。

「輸血！　50ccの注射器を使え！　血液を注射器で吸って、どんどん入れるんだ！」

麻酔科医がじれったそうに再度「胸を開けろ」と怒鳴ったとき、ムラマツ先生が「あ、動いた！」と小さく叫んだ。ぼくは注射器で輸血をしながらモニターに目をやると心臓の波形がゆっくりと流れていくのが見えた。

助教授の先生は、素早く手を動かし脾臓に出入りする血管をすべて縛り、脾臓を摘出して血を止めた。膵臓と左腎からの出血はなく、そのままにした。

助手の先生が心臓マッサージの手を止めても、心臓はゆっくり動いていた。輸血の総量は血液製剤20パックになっていた。体中の血液を4回入れ替えたことになる。お腹を閉じて手術は終了したが、麻酔科の先生は「瞳孔が開いている。対光反射もない」と呟いた。脳に深刻なダメージを負ったのだ。この子は昏睡から回復しないかもしれない。

術後、女の子を小児外科の個室に入れ、人工呼吸器を装着した。意識は完全にない。心臓は動いているが、心拍数は極端に少ない。

病室にはお母さんが付き添っていた。30歳くらいの背筋のきっちり伸びた女性だ。ただ、お母さんはぼくたちと一切口を利かなかった。悲しすぎてつらいのか、ぼくたちの医療に不信感を持っているのか、それは分からなかった。子どものそばの椅子に座って1日中暗い表情で黙っていた。

女の子の部屋には人工呼吸器のシュー、シュー、シューという音と、モニターのピッ、ピッ、ピッ、という音だけがした。1日に3回回診してもお母さんは無言だった。ぼくたちは「いかがですか?」と問いかけるのだが、お母さんは返事すらしなかった。こういう日々が1週間続いた。

ぼくは連日ウォッチで病院に泊まっていたので、毎夜23時には必ず女の子の個室へ足を運んだ。抗生剤を点滴から注射し、胸に聴診器をあて、気管内チューブの中にカテーテルを挿入して痰を吸引する。そして黙って頭を下げて部屋を出る。お母さんに無視されても、毎晩通いつづけた。

手術して10日が経った。いつものように23時に女の子の痰を吸引すると、ゴロッと痰がたくさん取れた。するとゼロゼロしていた女の子の胸の音が急にきれいになった。よかった！　そのとき、お母さんはサッと立ち上がると、ぼくに向かって深くお辞儀をして「ありがとうございます」と言った。

この日を境にお母さんはぼくとだけ話をするようになった。1日3回の回診でも、ぼくが「いかがですか?」と尋ねると、「落ち着いています」などと返事をするようになった。ぼくが深夜に病室を訪れると「お疲れ様です」と声をかけてもらうこともあった。だが、ほかの先生に対しては堅い表情を崩さなかった。

呼吸器を付けている状態が2週間になった。深夜の3時半を回ったとき、ぼくはナースステーションでうとうとしていた。すると看護師さんが女の子の個室から飛び出してきた。

「先生！　心停止です！」

ぼくはガバッと起きて個室に駆け込んだ。心電図モニターに目をやると線がフラットになっていた。ピーッとアラームが金切り音を上げて鳴っている。

「アドレナリンを10分の1に希釈して1ccの注射器に吸って！　それから当直室に電話！」

ぼくはベッドに駆け上がると女の子に馬乗りになり、心臓マッサージを始めた。ドスン、ドスン、ドスンとベッドが揺れる。看護師がアドレナリンを持ってくると、ぼくは点滴のラインから一気に注射した。さらに心臓マッサージを続ける。

「死ぬな！　死ぬな！　死ぬな！」

ぼくは必死になって胸を押した。だけど、モニターの線はフラットのまま波形を見せない。ぼくの右肩が、後ろから摑まれた。振り返ると助教授だった。

「ムリだ。それ以上はムリだ」

お母さんがワッと泣き崩れた。ぼくは手を止めた。

夜が明けて、女の子の家族と親戚が集まってきて、個室は人でいっぱいになった。

女の子には死化粧《しにげしょう》が施され、自宅へ帰ることになった。親族を代表してお父さんが「最後までどうもありがとうございました」と頭を下げた。みんながそれにならった。

ぼくたちは何も言葉を返すことができなかった。

ぼくは心の中で女の子に謝った。

（ごめん。何もしてあげられなかった。何もできない医者で本当にごめん）

ぼくは、最初から最後まで女の子の声を一度も聞くことはなかった。

初めての手術

手術の直前にイソジンで手から腕にかけて消毒することを、手洗いという。まあ、言葉通りだ。でも手洗いには消毒するという意味だけでなく、手術に参加するというニュアンスもある。だから、先輩の先生は、よくぼくに「松永、早く手洗いしたいだろう？」と尋ねてきたりした。でもぼくはそうでもなかった。手術が少し怖かったからだ。

怖いというのは血を見るのがイヤとかそういう意味ではない。小児外科の手術は、特にタカハシ教授がメスを握ると怒号が飛び交う殺気だった雰囲気になるからだ。タカハシ教授の最も得意な手術は小児がんの摘出術だった。神経芽腫の手術はとりわけ難しく、普通は長時間の手術になり、不完全な摘出に終わることも多いとされていた。

しかしタカハシ教授の手術は、徹底した摘出を猛烈なスピードで行うというものだった。完全に摘出しない限り子どもは助からないという強い信念があることが見てとれた。先生の手術の速さは国内でも圧倒的だった。東大の小児外科の教授が手術を見学に来たこともある。

タカハシ教授は1分でも1秒でも早く子どもの腹を閉じろというのが持論だった。子どもに負担をかけないためだ。そのため、術中に怒鳴り声が響き渡ることになる。

「ペアン!」
「アノイリスマ!」
「違う! それじゃない!」

普段から声が大きいので、怒鳴ると無影灯がビリビリと振動しそうだった。助手を務める先生は怒鳴られっぱなしだった。

また、若手の医師が術者を務め、タカハシ教授が前立ちをすることも多々あった。前立ちとは術者の正面に立って、術者を指導したり手伝ったりすることだ。しかし前立ちをしているときも、先生はやはり怖かった。さすがに手や足は出さなかったが、雷を落とすことはしょっちゅうだった。

がんのような難しい手術のときは、前立ちのほかに、第2助手（ドイツ語でツヴァイテ）や第3助手（ドイツ語でドリッテ）もつく。タカハシ教授が怒り始めると、前立ちも第2助手も第3助手も全員が縮み上がった。

千葉大の小児外科の手術件数は年間350例くらい。このうちの半数弱が鼠径ヘルニア（いわゆる脱腸）だった。腸を包んでいる薄い膜を腹膜という。この膜の一部がポケット状に鼠径部、つまり脚の付け根に落ち込んでしまう。その腹膜の袋の中に腸がはみ出してくるのが鼠径ヘルニアだ。鼠径部がこんもり膨らむことで発見される。狭いところにむりやり腸がはみ出してくるので、痛みを伴う。場合によっては緊急手術になることもある。

ではそれ以外はどういう手術をしているかというと、それは多岐にわたる。肺・肝臓・腎臓・脾臓・膵臓・消化管・膀胱と体の中の臓器は何でも対象にしていた。水頭症という脳の病気も、脊髄髄膜瘤という脊髄神経の病気も、口唇口蓋裂という口の病気も手術した。つまり心臓と骨以外は何でも手術した。これほど守備範囲の広い外科というのは、大人の外科では考えられないことだ。

どれだけエライ外科医でも最初は研修医である。素人である。誰にでも初手術の瞬間があるわけだ。小児外科で一番簡単な手術は何かというと、この問いに答えるのはなかなか難しい。ただ、鼠径ヘルニアの手術は数として圧倒的に多いし、そこには手術の基本手技がすべて詰まっているといえる。鼠径ヘルニアの手術ができないと小児外科医として話にならない。したがって研修医の初手術は鼠径ヘルニアをやることに決まっていた。

これから述べることは読者のみなさんにはちょっとショッキングかもしれないが、これは30年以上も前の話である。現在はこういうことは一切ないので、鼠径ヘルニアで手術を受ける子どもの家族は安心して読んで欲しい。

研修医には指導教官が割り当てられる。新人の教育係だ。だいたい卒後10年くらいの中堅の医師が務める。研修医の不出来は指導教官の責任というのが、小児外科のルールだった。

ぼくの指導教官は、指導教官といっても教育熱心ではなかった。「何やってるんだよ！　ちゃんとやっとけー！」が口癖で手取り足取りものごとを教えるタイプの人ではなかった。ぼくがあまりにもアホだったので、教える気があまりなかったのかもしれない。しかし秋になって、鼠径ヘルニアの手術のやり方を細かく教えてくれた。

指導教官の先生がぼくに手渡したプリントは、これまで何十回コピーされたか分からない、文字の掠れた紙だった。そこには事細かに手術の手順が図と共に書かれていた。下腹部（脚の付け根）にわずか2センチの皮膚切開を入れて、腸がはみ出しているところまで到達するためには、精密な解剖の知識が必要だった。その秘伝のプリントを読むと、聞いたことのない筋膜の名前が書かれていた。

3年生のときにやった解剖学の実習はそういう意味では役に立たなかった。あのときの解剖よりももっと繊細な知識が求められているのだ。外科には「外科解剖学」という外科医に必要な解剖学の学問があるのだとぼくは知った。

毎日毎日、時間があれば秘伝のプリントを読む。完全に暗記してもそれでも読む。時間さえあればぼくは読み込んでいた。そして秋の終わりの頃、医局のホワイトボードの手術予定表にぼくの名が記された。名前の横にはErste《エルステ》と書かれている。ドイツ語で「最初」という意味である。ぼくの緊張は一気に高まった。手術自体にも緊張するが、それだけではない。初手術の前立ちはタカハシ教授が務めると決まっているからだ。そう、これはある意味で、通過儀礼なのである。

手術を1週間後に控えて指導教官がぼくを医師室に呼んだ。


「どうだ？　勉強したか？」

「はい。自分なりに勉強しました」

「よし」


先生はそう言って、Ａ４の紙に子どもの下腹部の絵を描いた。


「模擬オペをやろう。最初にどこを切る？」

「ここの下腹部のしわです」

「そのしわは何て言うんだ。教授に訊かれるぞ」

「ズルクス・スプラプービクムです」

「よし、メスは何を使う？」

こうして模擬手術が進む。

「お前が皮膚を切る。教授がハーケン（L字型の鈎《こう》＝カギのこと）で傷を広げる。最初に見えるのは何だ？」

「スカルパ筋膜です」

「それをどうする？」

鼠径ヘルニアの手術はさっきも言ったようにとにかく解剖が難しい。ヘルニアの袋（脱出してきた腹膜）まで到達できれば、それを根本で縛るのは、難しいけれどどうにかなる。ヘルニアの袋まで到達できなければどうにもならない。

1時間近くかけて模擬手術は終わった。

「よし、最後は5《ゴ》－0《ゼロ》バイクリルで皮膚を埋没縫合して終了だな。お前、けっこうちゃんと分かっているな」

ぼくはその言葉で少し気分が楽になった。

そして初手術の日がやってきた。朝一番の手術だ。ぼくは手術着に着替えて患者と一緒に手術室に入室する。麻酔科の先生に麻酔をかけていただき、先輩の先生がイソジンで子どもの下半身を2度消毒する。


「松永、手洗い、行っていいよ」


ぼくは手洗い場に向かった。他科のベテランの先生たちが一列になって手を洗っている。ぼくは空いている手洗い場で手の消毒を始める。顔を上げると鏡の中に青ざめたぼくがいる。2度手を洗って滅菌水を拭き取ると、看護助手さんに声をかける。滅菌ガウンを着せてもらう。自分で滅菌手袋を装着する。これで準備完了だ。

ぼくは手術室に向かい、壁の足もとに設置してあるくぼんだセンサーに足先を突っ込むと扉が開いた。看護師さんから無窓《むそう》と呼ばれる滅菌布を受け取り、子どもの全身にかける。最後は有窓《ゆうそう》と呼ばれる布を受け取り、鼠径部だけが見えるようにする。

ぼくは腕を組んで教授を待った。

カッコつけているのではない。両手を脇の下に突っ込んで、手袋の清潔を保っているのである。

1分。2分。メチャクチャ時間が経つのが遅い。心臓がドキドキする。モニターの音が、ピッピッピッピッピッと部屋に響く。10分近く経ったとき、扉がゴーと音を立てて開いた。

ぼくの目の前にタカハシ教授が立つ。

「症例は2歳6カ月の男児。主訴は右鼠径部膨隆。診断は右鼠径ヘルニア。では、よろしくお願いします」

ぼくはメスを握って男の子の下腹部のしわに沿って2センチの切開を加えた。模擬手術と違って血が出る。当たり前だ。ところがこの血がやっかいなのだ。血が術野を見えなくする。皮膚が切れて皮下組織が露出しているのか、皮膚を完全に切っていないのか、その違いが分からない。開始5秒でぼくはフリーズした。

（でもここで止まってはいけない。進まない限りオペは終わらない）

さらに深く切り進む。あ、今初めて皮膚が完全に切れたのだ。すると今見えているのはスカルパの筋膜のはず。でも、秘伝のプリントに書いてあった色調とは違う層に入ってしまったのか？　それとも血が付いて色が分からなくなっているのか？　タカハシ教授は一切手伝わない。無言である。ぼくが深く切り進めばそこにハーケンを差し込むだけ。合っているのか間違っているのかも分からない。

深く進むほど分からなくなる。怖くなる。過去、どこかの病院の小児外科で、深く入りすぎて大腿動脈や膀胱を傷つけた例もあるらしい。間違って深く入り過ぎると取り返しがつかない。

（あれ？　これって筋肉繊維に囲まれたヘルニアの袋では？）

ぼくは何が何だか分からないうちにヘルニアの袋に到達してしまったのである。つまり偶然だった。ヘルニアの袋から血管と精管を剥がし、袋を根本で縛る。これで手術は90％終了だ。あとは切開した層を順々に縫っていけばいい。最後に皮膚を、溶ける糸で埋没縫合して終了。

「ありがとうございました！」

手術時間は40分だった。教授は最初から最後までひと言も発せずに手術室を去っていった。先輩の先生が声をかける。

「初オペで40分は優秀な方だよ。教授も何も言わなかったし、合格だね」

ぼくは両肩に力が入り、両腕がハンガーで吊したようになっていた。

（終わった。で、でも……何だかやり切った感がない）

ぼくの初オペは消化不良のまま、それでも無事に終わった。外科医になった……みたいな感激は全然なかった。ただ、その日の夜、医局にはお寿司とビールが用意され、教室員全員がぼくの初手術を祝ってくれた。ちょっと照れくさかった。

＊＊＊

翌週からぼくはどんどん手術に入れてもらった。助手の先生、講師の先生たちが前立ちを務めてくれたが、どの先生も丁寧に手術の技術を教えてくれる。だんだん解剖がよく分かるようになり、自分が今どこの層を手術しているのかしっかりと認識できるようになった。

手洗いも他科のベテランの先生たちに交じって堂々とできるようになったし、手術のおもしろさも分かるようになった。錯覚かもしれないが、自分でできるのだという自信も芽生えつつあった。ぼくは手術が終わると手術所見を用紙に細かく書き、精密な絵を添えた。そして所見用紙をコピーするとクリアファイルに納め、自分の宝物にした。

年が明けた。ぼくはその時点で鼠径ヘルニアの手術を20例くらいこなしていた。夕食を医局で食べていると、医局長が声をかけてきた。

「来週の手術予定だけど……」

そう言ってホワイトボードに予定を書きはじめる。

「教授が卒業試験をやるって言っているから、松永執刀、教授前立ちね。よく勉強しておいてね」

ええ！　初オペの教授前立ちはうちの教室の伝統だが、卒業試験なんて聞いたことがない。ガクッと食欲がなくなった。

1週間後、ぼくはまた、タカハシ教授と一緒に手術室にいた。

（できるはず、できるはず、できるはず）

ぼくは何度も心の中でおまじないを唱えた。皮膚を切る。スカルパの筋膜を切る。

外腹斜筋腱膜を切る。うまくいった！　ヘルニアの袋を包んだ筋肉繊維の束が出てきた。ところがこの束が、周囲と癒着していた。くっついてうまく剝がれない。筋肉繊維の束も分厚くてどこまで剝いていけばヘルニアの袋が出てくるのか分からない。いきなり奥へ深く入ってしまうと、ヘルニアの袋や血管を傷つけてしまうかもしれない。進めばいいのか、後戻りすればいいのか、ぼくは分からなくなっていた。つまり立ち往生になった。

そのとき、タカハシ教授火山が大噴火した。

「誰だ、指導教官は！　指導教官を呼べー！」

周りで見ていた先輩の先生が内線電話でぼくの指導教官を呼び出した。10分くらいすると指導教官の先生が息を切らせて手術室に駆け込んできた。

「あんた、何を教えたんだ！」

「いえ……ちゃんと教えたんですけど……。松永、何やってるんだよ。ちゃんとやっとけよ」

「はい」

ぼくはタカハシ教授が以前言っていた言葉を思い出していた。

(子どもの鼠径ヘルニアの手術はすごく難しいと思われがちだが、そうではない。迷ったら解剖に戻れ。解剖学通りにやれば絶対にゴールに辿り着く)

ぼくはもう一度手を動かしはじめた。ヘルニアの袋を包んでいる筋繊維を1枚1枚丁寧に剝いていった。絶対にこの中に、ヘルニアの袋があるはず。焦らず1枚ずつ層を剝いていけばいいはず。止血しながらこの作業を進めていくと、中からヘルニアの袋と血管と精管が見えてきた。よかった! 自分が信じた通りにやったら目的地に辿り着いた!

卒業試験は1時間5分かかった。タカハシ教授はぼくに何ひとつ声をかけずに手術室を出て行った。

夕方、病棟で悄然とカルテの整理をしているとポケットベルが鳴った。何だか見慣れない番号が表示されていた。内線電話をかける。

「あんた、今から教授室へ来い」

タカハシ教授の野太い声が響いた。ぼくはカルテをカルテ棚に放り込むと3階から1階まで階段を駆け下りた。医局の隣の教授室へ向かうと、ドアの前で外套を着たタカハシ教授が立っていた。

「着替えて来い。飯でも食いに行こう」

ぼくは医師室へダッシュし、白衣を脱ぐとジャンパーに腕を通した。引き返すと、教授は「行くぞ」と言ってノシノシと歩きはじめた。

タクシーで乗り付けた店は千葉市の繁華街にある「金寿司」というお寿司屋さんだった。教授は刺身とビールを注文し、静かに食事が始まった。

教授の声は穏やかだった。

「あのな、手術っていうのはな、準備がすべてなんだよ。オレが二外科から独立して小児外科を始めたとき、肺の切除や肝臓の切除なんて日本中でまだ誰もやっていなかった。オレは誰にも教わらなかった。でも答えは解剖学の教科書の中にある。だから解剖を勉強しろとオレはいつも言っているんだ」

ぼくは何度もうなずいた。

「でも解剖通りにならないオペがある。何だか分かるか？　それは腫瘍のオペと炎症のオペだ。がんの手術が難しいのはあんたも何度か見たろ？　炎症の手術で代表的なのは、アッペだ」

アッペとは急性虫垂炎、いわゆる盲腸のことだ。

「未熟な外科医は、一番簡単な手術はアッペだとすぐに言う。バカ言ってんじゃないよ。そんなのは素人の発想だ。アッペを甘く見るな。炎症を起こすと正常の解剖が崩れる。いくら解剖の知識があっても、炎症を起こしたアッペにはそれが通用しないんだ。だからアッペは怖い」

ビールは熱燗に替わり、お酒が進む。タカハシ教授はだんだん難しい話はしなくなり、昔の二外科のエピソードや、先生が仕えた恩師で、『白い巨塔』のモデルとされる中山恒明教授の人となりの話に移っていった。そして、そこからさらに話が飛ぶ。

「あんた、映画の『白い巨塔』、観たことあるか?」
「いいえ、ありません」
「あの映画の手術シーン。あれはオレの手なんだよ」
「え、先生の?」
「そうだよ〜」

と、タカハシ教授は満足そうだった。

飲んで、食べて、夜が更けると「ま、何にしても、がんばれ」と先生はぼくを励ましてくれたのだった。

その後ぼくは鼠径ヘルニア以外にも新しい手術に割り当てられた。初オペは常にタカハシ教授が前立ちだった。

肥厚性幽門狭窄症《ひこうせいゆうもんきょうさくしょう》という病気はあまり有名ではないだろう。胃の出口が狭くなり赤ちゃんがミルクを噴水状に嘔吐する病気だ。ぼくは、生後28日の肥厚性幽門狭窄症の赤ちゃんの手術に挑んだ。初めて人間のお腹を開ける体験だったが、その手順は完全に頭に入っていた。一度も立ち止まることなく、最後まで手術を進めることができた。

生後28日の赤ちゃんに手術するなんてどれだけ大変かと一般の人は思うだろう。しかし、小児外科医にとって、小さいということと難しいということは別である。はっきり言って、鼠径ヘルニアの手術より全然易しいと思った。その日の夜、医局で出前の中華料理を食べているとタカハシ教授が入って来た。

「この前の卒業試験は落第だったけど、今日の手術は合格だな」

そう言ってニカッと教授は笑った。

年度末が近づいてくる。ぼくは腸重積の手術にも初挑戦し、また、医局長はぼくを、タカハシ教授が執刀する難しい小児がんの手術の助手にもつけてくれた。経験の幅がどんどん広がっていった。

翌年の大型連休が明ければ、新人が入って来る。翌年度は研修医が4人も来るという。ぼくはこの1年で習ったことを、そのまま教えるのではなく、ずっと効率的に、もっと分かりやすく伝えたかった。

研修医の夜

ヤマサキのことを書いておく。色めき立つという言葉があるが、ヤマサキが初めて小児病棟に現れたとき、ナースステーションにいた小児外科の男どもは色めき立った。彼女は形成外科の1年生だった。クリーニングの効いた白衣を身にまとい、紺色の膝までのスカートを穿いた、栗色の髪の毛をした女医だった。遠目でも目鼻立ちがきれいなことはすぐに分かった。

ぼくが初めて彼女を見るということは、ヤマサキは千葉大ではなく、他大学から千葉大の形成外科に入局してきたということだ。あまり多いケースではないが、東京の私立大学を卒業した研修医にはそういうことが稀にあった。

形成外科医は毎日小児病棟に来るわけではないが、小児の手術をすれば1週間は続けて毎日やって来る。ぼくはいつでもナースステーションにいたから、彼女とはしょっちゅう顔を合わせていた。やがて、顔を合わせれば軽く会釈したり、「お」と小さく挨拶する関係になった。

夏のある日、ヤマサキたちが処置室で子どもに点滴を入れようとしていた。子どもの泣き声が処置室の方から聞こえてくる。かなり時間が経ってからヤマサキがぼくの目の前に現れた。

「先生、どうしても点滴が入らないんです。やっていただけないでしょうか？」

ぼくは初めてヤマサキの顔を間近に見た。瞳が茶色くて大きい。こんな大きな瞳の人がいるのか。今の時代ならコンタクトレンズを入れていると誤解されるだろう。

「いいけど、ぼくも1年生だよ。手伝うけど。それから同級生なんだから、敬語は使わなくていいよ」

処置室に入ると、形成外科の先生たちが3人がかりで赤ちゃんを押さえていた。

カ月くらいだろうか。プヨプヨ太っているので一番点滴が難しい月齢だ。

ぼくは赤ちゃんのスネに駆血帯《くけつたい》を巻いて、足首の血管を浮きあがらせようとした。しかしよく見えない。うっすらと青い帯状の静脈が見えるような気もする。ぼくはいいカッコをしたかったので、その静脈にチャレンジした。けれども血管を捉えることはできなかった。

「いやあ、この子はかなり難しいよ。先輩の先生を呼んでくる」

ぼくは白旗を掲げてムラマツ先生のポケベルを鳴らし、先生にお願いした。ムラマツ先生は一発で血管を捉えた。ぼくはカッコのいいところを見せられなかった。

このことがあってから、ぼくはヤマサキとナースステーションで他愛もない話を短くするようになった。点滴や採血を頼まれることもときどきあった。やはり小さい子の針刺しは、小児外科医であるぼくの方がうまかった。

秋の長雨が終わった頃、ナースステーションでぼくがヒマそうにしていると、通りかかったヤマサキが声をかけてきた。

「松永君、忙しい?」

「うん、忙しい」

「とても?」

「うん、死ぬほど」

「じゃあ、今度の日曜日、ドライブ行こう」

「へ? まじ?」

「約束だよ。長瀞《ながとろ》に行こうよ。埼玉」


ヤマサキは大きな瞳をクルクル回して去って行った。ぼくは先輩のムラマツ先生に「今度の日曜日、私用で出かけていいですか?」と尋ねた。先生は「ああ、いいんじゃない。ぼく、出番だし、急患が来たら対応しておくから」と言ってくれた。

＊＊＊

大学病院の裏門で待ちあわせて、ぼくの愛車シビックの助手席にヤマサキを乗せた。

その日の彼女は亜麻色《あまいろ》のセーターにデニム地のロングスカート姿だった。長瀞まではは遠い。地図帳をヤマサキに持たせて、ぼくは車を走らせた。

ぼくらは何てことのない、取り留めもない話をした。


「ヤマサキは大学生のとき、クラブは何をやっていたの？」

「テニス部。狭いキャンパスでね、よくコートの中にラグビーボールが飛んできた」

「え、そうなの？　ぼく、ラグビー部。アホなクラブでね。酒ばっかり飲んでいた。3年生の頃にジープ事件というのがあってね、深夜に酔っ払ったラグビー部員が軽自動車のジープみたいな車に乗ってラグビーグラウンドを走り回ったんだ。警察に通報されてね、白バイが来たんだけど、連中は酔っていたから『敵が攻めてきたぞー』とか言ってグラウンド内を逃げ回ったんだ」

「ほんとうに！」

「だけど追いつかれてジープは停められた。すると、その軽自動車には部員が9人乗っていたんだ。9人だよ！　そのうち3人は、現キャプテンと前キャプテンと前々キャプテン。ひどいでしょ？」

「うっそ！」

「お巡りさんに『お前ら飲んでいるだろ』と言われて、1人が『飲んでません』と言いながらジープの裏で吐いていた。車の床には一升瓶が転がっていたんだ」

「それでどうなったの？」

「医学部長にみっちりお説教を喰らって、ラグビー部は3カ月活動停止。廃部の危機だったよ」

「信じられない」

「でしょ？」


仕事の話はまったくすることなく、車は長瀞に向かった。話をしているうちにヤマサキの人柄が分かってきた。前にも言ったように昭和の時代に女医は少なかった。多くの女医は勉強が非常にできて、「男子なんかに負けないわよ」という感じの人が多かった。しかし彼女にはそういう負けん気みたいな雰囲気はなかった。かといって男性に甘えるとかおもねるとか、そういう雰囲気もなかった。凛としている女性だった。

長瀞に着くと、月の石もみじ公園を歩いた。紅葉がすでに始まっていて、黄色や赤に色づいた木々の葉が目に鮮やかだった。考えてみれば、医者になってからこんな景色は一度も見ていない。

しばらく歩いたあと、ヤマサキが背伸びをして言う。

「じゃあ、下《くだ》りますか！」

長瀞名物ライン下りである。まあ、せっかく来たんだから船に乗ってみよう。勢いよく下っていく船の中でヤマサキは飛沫を浴びながら「キャッ」と小さく悲鳴を上げている。ランチを食べて、川沿いの岩畳を少し散歩して、15時頃にぼくらは帰途についた。

帰り道では少し仕事の話をした。研修医が大変なのは、どこの科でも同じである。だから話が合うとも言えるが、言うまでもない話だとも思えた。車が千葉県に入る頃、話題がなくなった。ぼくらは黙ったままでいた。そのとき、ラジオから尾崎豊の『卒業』が流れてきた。

ぼくは呟いた。

「そうだよな。ぼくらは一体いつになったら本当の卒業になるんだろう」

「……」

ぼくがふっと横を見ると、ヤマサキはかすかに微笑んでいた。

月曜日からいつもの勤務が始まった。形成外科の先生たちは、しばらく毎週のように小児病棟にやって来るかと思うと、ひと月くらい来なかった。たまにヤマサキに会えば、「よっ」と挨拶した。

年が明けてぼくはたくさん手術に入るようになっていた。ウォッチも多くなり、本当に死ぬほど忙しくなった。いつも疲れていたので、ヤマサキの顔を見ても無愛想にしていた。やがて年度末が近づき、異動の話が出始めた。ぼくは来年度もここで働くが、小児科や形成外科、脳神経外科の研修医は関連病院に出張するという話だった。

誰が言い出したか分からないが、小児病棟の研修医で飲み会をやろうという話が持ち上がった。ぼくは出席したいという気持ちと、面倒くさいという気持ちが半々だった。先輩のムラマツ先生に相談すると「それは行った方がいいよ」とのことだった。ぼくは出席することに決めた。

チェーン店の居酒屋で研修医の飲み会が始まった。5、6人、指導教官と思われる先輩の先生方も来ていた。総勢で30人近いかもしれない。メンバーを見渡すと形成外科のグループの中にヤマサキの姿もあった。あちこちで話の輪が広がり、そこここでドッと笑いが上がった。何だか1年間の鬱憤を晴らすかのように、みんな豪快に飲み、喋り、ふざけ合った。そうして研修医たちの夜が更けていく。ぼくもけっこう日本酒を飲んだ。寒かったけど、冷酒を飲んだ。

時間が過ぎていくにつれて、少しずつ静かになっていく。酔いつぶれて眠ってしまうヤツもいる。ぼくはボーッとした頭でみんなの話を聞いていた。形成外科の女性指導教官の周りには若い女医たちが集まり、どうやら恋愛話になっているようだった。

10年目くらいの先輩女性医師がみんなに話しかけているのを、ぼくは痺れた頭で聞くとはなしに聞いていた。

「男なんて単純なものよ。好きな男の人と結婚しようと思ったら簡単。『私、いま、プロポーズされているの』、これを言えばすぐに『そんな男はやめろ。オレと付きあってくれ!』って言うから」

キャー！　と笑い声が起こった。女性たちは元気に喋り続けていた。

時計の針が24時に近づいた頃、飲み会はお開きになった。先輩の先生たちはタクシーを拾っていた。研修医のぼくらは深夜の街をとぼとぼと歩き、亥鼻山を登って大学病院の方へ向かった。途中で1人また1人と「じゃあ、ここで！」と去って行く。

気が付くと病院内の敷地を、ぼくは、赤いダウンジャケットのヤマサキと2人で歩いていた。ぼくらは駐輪場に向かい、自分の自転車の鍵を解錠した。そして、自転車をひきながら無言で少し歩いた。ふと気が付くと隣にヤマサキがいない。振り返ると、10メートルくらい後ろにヤマサキが自転車を止めて佇んでいた。

「ん？　どうしたの？」

「私、いま、プロポーズされているの」

「……」

「形成外科の先輩の先生。どうしようか迷っているの」

「……」

「どうしようか迷っているの」

「自分で決めなよ」

「……」

電灯に照らされて、ヤマサキの姿が白くぼんやりと光っていた。これがヤマサキと会った最後だった。

麻酔がくれた自信

研修医2年目になった。医師国家試験の合格発表はなぜか4月だったので、その年も5月の大型連休が明けてから新人4人が入ってきた。この4人の指導教官には、ぼくのときとは別の先輩がついた。卒後11年目の中堅の女性医師だ。今度の指導教官はぼくのときとやり方がまるで違っていた。ガーゼ交換や抜糸のやり方を、患者を使ってではなく、処置室で事前に丁寧に教えた。

ぼくもこの先生と競うようにいろいろな知識や技術を一生懸命、1年生に教えた。今から考えると教えることに熱中し過ぎて、彼らの自主性を大事にしなかった面があったかもしれない。ときにはぼくの思いが空回りして、つい言い過ぎたことがあったような気もする。

そうして針刺しから始まっていろいろなことを教えていくと、彼らとぼくの間には、圧倒的な知識・技術の差があることが分かった。当たり前だよね。彼らはつい先日まで医学生だったのだから。ということは、1年前のぼくも圧倒的に役立たずだったはず。さんざん叱られたけど、ここまで育ててもらったのだ。ありがたいと思いつつ、もっと効率的な教育方法があってもいいと思って、ぼくはみんなの前でこう言った。

「ぼくはこの1年間で先輩方から学んだことを、半年以内で1年生に教えますよ」

すると医局長はちょっとイヤな顔をした。ぼくの言い方が嫌味っぽかったのかもしれない。

「君が1年かかって学んだことは、1年かからないと下級生には伝わらないの!」

そう、ピシャリと言われた。

ともあれ、フレッシュマンが4人も入ってきて、ぼくも気持ちがリフレッシュされた。カルテに短冊貼りをしなくてよくなったことは、堪らなくうれしかった。

また、ぼくは2年生になってアルバイトに行かせてもらえた。週に1回、茨城県の総合病院まで行く。そこの外科でお手伝いをするのだ。バイト料は1回3万円と、ぼくにとっては超高額だった。ぼくは手伝うというよりも、むしろそこの外科の先生たちにいろいろなことを教わった。その最たるものは胃カメラである。

小児外科教室ができる前、タカハシ教授は二外科で「小児外科グループ」と「内視鏡グループ」の2つのリーダーをやっていた。ちょっと余談になるが、小児外科教室ができてタカハシ教授が科長に就任すると、タカハシ教授は内視鏡の技術を小児外科の世界に持ち込んだ。

大人と赤ちゃんでは当たり前だが体の大きさが全然ちがう。そこで教授は、メーカーと共同開発するような形で胃カメラの細径化に取り組んだ。今日、胃カメラはとても細くなっていて、鼻の穴からも挿入できるようになっていることはみなさんもご存じだろう。そうした細径化の流れに先鞭をつけたのは、タカハシ教授なのである。

そしてぼくがバイトに行った病院の外科部長は、二外科時代にタカハシ教授の内視鏡グループの一番弟子にあたる先生だったのである。ぼくは午前中にその先生と交代で10人の患者に胃カメラをやらせてもらった。患者さんに苦痛のない優しい方法、胃の粘膜の細かい病変を見逃さない技術、いろいろなことをその先生から指導してもらった。

大人を診るのは学生実習以来だったが、どの患者さんも医者に対してとても敬意を持って対応してくれた。今の時代はどうなんだろう？　昭和の頃は医者が「お医者様」だったのかもしれない。

全身に入れ墨が入った（いわゆる）ヤクザと思われる中年の患者さんが胃カメラを受けに来たときは、「先生、どうぞお手柔らかにお願いします」と何度も腰を折った。この方は咽頭反射（のどのオエッというやつ）が大変強く、検査中涙をボロボロこぼしていた。ヤクザも泣くんだと思った。

午後は手術である。この病院には麻酔科医はいなかったので、外科の先生が自分たちで麻酔をかける。いったん麻酔がかかったら、患者さんを人工呼吸器につないで手術を始める。圧倒的に多かった手術は胃がんの胃部分切除だった。ぼくは助手として手術に加わった。たまに痔核（いわゆるいぼ痔）の手術があると、ぼくにも手術をやらせてもらえることがあった。

夕方になって仕事が終わると高速道路を飛ばして大学病院に戻る。そして1年生から引き継ぎを受けて、病棟の子どもたちを見て回った。ぼくは夜になるほどテンションが上がってくるタイプなので、こういう働き方は苦にならなかった。ただ、朝は非常につらく、何度か高速道路で居眠り運転をしそうになった。

10月から後期である。後期のプログラムは麻酔科研修だ。千葉大の麻酔科にはぼくのようなローテーターが10人くらい集まっていた。ローテーターとは、麻酔科に各科から研修にくる医師たちのことだ。ぼくのような2年生もいたが、卒後5～6年の外科医もいた。

麻酔の原理を先輩の麻酔科医に教わると、さっそく麻酔をかけることになる。もちろん、ぼくの隣には先輩の先生がずっといてくれる。麻酔の手順はこうだ。点滴から麻酔導入薬を注射する。患者さんが眠る。次に筋弛緩薬を注射する。患者さんの全身の力が抜けて呼吸が止まる。口を開けて、声門（気管への入り口）を確認し、気管内チューブを挿入する。ここで間違っては絶対にいけない。気管の入り口と食道の入り口は隣接しているので、見誤ると食道の方にチューブを入れてしまうのだ。

チューブを入れると、酸素バッグを押して換気を行う。そのとき必ず、肺と胃の両方の音を聴診する。ちゃんと気管内に入っていれば肺からシューシューという音がするが、食道に挿管してしまえば、胃からバフバフという音がする。

間違えたらすかさずやり直せばいいのだが、やはり気管内に挿管する瞬間は緊張する。そしてこの技術は麻酔だけでなく、心肺停止を起こしている人の命を救うときにも絶対に必要になる。だから外科医にとって麻酔技術は必須なのだ。

きちんと気管内にチューブを挿管できたら、酸素と笑気（痛みを取るガス）、それから吸入麻酔薬（眠らせるガス）というものを呼吸器回路に入れて、バッグを手で押して人工呼吸をする。ぼくがバイト病院で経験したように人工呼吸器につないでも構わないのだが、大学病院では研修の一環として手術中ずっと手押しで人工呼吸をしていた。どちらが患者さんにとっていいのかは、一概には言えない。

ぼくも初めての気管内挿管のときはかなり緊張した。でも、すんなりとうまくいった。このあと20例くらい続けてすべて成功し、ちょっと鼻高々だった。

麻酔というのは実に不思議で、なぜ、麻酔ガスで人は眠り、麻酔ガスを切ると目覚めるか、その正確な理由は分かっていないという説を聞いたことがある。でも、患者さんは麻酔をかけると手術でお腹を開かれても眠っているし、麻酔が終わればしっかり目を覚ます。

ぼくは人間の身体の不思議さを感じると共に、手術中に人の命を自分の手の中でコントロールしていることに感動を覚えた。ぼくが酸素バッグを押せば患者さんの肺が膨らむし、手を離せば肺が縮む。手術中に患者さんがモソモソッと動いても、筋弛緩薬を注射すれば、その動きは瞬時に止まる。ぼくの手の握る力、ぼくが選択した薬の効果によって患者さんの命が左右されることに重い責任とやりがいを感じた。

3カ月くらいすると、ほぼ先輩のアシストなしでも麻酔がかけられるようになった。このとき実感した「自分は医者としてちゃんと仕事ができている」という高揚感は、小児外科で初めて鼠径ヘルニアの手術をしたときよりも、はるかに上だった。

だけどそんなとき、麻酔科の先輩がぼくらローテーターに諭すように言った。

「挿管＝麻酔じゃないよ。挿管してから麻酔が始まるんだ。安全に手術が終わって、患者さんが苦しい思いをしないで、麻酔から醒めて、初めて麻酔をかけたといえるんだよ」

ぼくはその話を聞いて、麻酔学の奥深さを改めて知った。ぼくは、よりいっそう質の高い麻酔をかけようと努めた。手術が終わりに近づいて外科医がお腹を閉じ始めたら、徐々に吸入麻酔薬を切っていく。手術終了とほぼ同じタイミングで患者さんがパチッと目を開けたときは、ちょっとした達成感があった。

麻酔科にローテートしていても、夜になると小児外科の病棟に戻る。ルーチンの仕事はなかったが、学会発表は義務づけられていた。昭和63年の年末、1年生のときにまとめた子どもの膵臓がん（膵芽腫《すいがしゅ》という）の症例報告を、ぼくは東京での小児外科の研究会で発表した。研究会にはタカハシ教授と医局長の先生の2人がついてきてくれた。

研究会が終わって千葉に戻ると、タカハシ教授はぼくらを金寿司へ連れていってくれた。熱燗を飲みながら、タカハシ教授がぼくに水を向けてきた。

「あんた、がん遺伝子の研究、やらねえか？」

ぼくは心の中でバンザイを叫んだ。やった！　研究ができる！

「はい！　やります！」

ぼくはもともと、小児外科に入局する前から将来は大学院でがんの研究をしたいと思っていた。だけど、小児外科に入ってみると、「それはムリ」と何人もの先輩の先生から言われていた。理由は、千葉大の小児外科教室は小児がんをメインテーマにしているため、がんの研究をしている医局員が何人もいたからであった。

「ムリだと思うよ。他の研究テーマに回されるよ」といろいろな人から言われていた。だからぼくは、病棟では誰にも負けないように熱心にがんの子どもを診た。ベッドサイドラーニングの実習を一緒に回った同級生が放射線科に進んでいたので、その彼の力を借りて、がんの子どもたちの画像診断に、誰もやったことのないような工夫を凝らした。そういう努力が認められて、ぼくにがんの研究が許されたのだと思うと、小躍りしたい気持ちだった。

「あんた、麻酔をかけ終わって夜になったら、ウイルス学教室に通え。話はオレがつけておくから、年が明けたら行け」

ここで、読者のみなさんはちょっとうんざりされてしまうかもしれないが、がん遺伝子について簡単に説明しておく。がん遺伝子とは、人間の細胞の正常な分裂とか増殖に関わっている正義の遺伝子である。ところが、その役割が人間にとって重要であるだけに、いったんがん遺伝子に異常が起きると、細胞は暴走を始め、がん化に働く。もしくはがん細胞の中で、がん遺伝子に異常が起きると、がん細胞はよりいっそう増殖のスピードを上げて悪性度が上がる。

つまり異常が起きると、がん遺伝子は初めて悪の遺伝子に変化するのだ。

神経芽腫という子どもにとって最も恐ろしく、ぼくらにとって最も治すことの難しい腫瘍の中でも、がん遺伝子の異常が起きることがある。その遺伝子の名前はエヌ＝ミック（N-myc）。この遺伝子ＤＮＡが、神経芽腫のがん細胞の中で増えることがある（これを遺伝子増幅という）。

そうすると、がんの悪性度が高まる。昭和63年当時、この現象は医療界で一大センセーションを巻き起こしていた。エヌ＝ミック遺伝子が増幅した神経芽腫の子どもはほとんど100％亡くなっていた。つまり遺伝子を解析すれば、子どもの運命が分かるのだ。

遺伝子を解析して生物のメカニズムを明らかにしていく学問を、分子生物学という。ぼくは大学院に進み、ウイルス学教室で分子生物学を学ぶことになった。ウイルスというのは遺伝子とそれを包むタンパク質でできているため、ウイルスを研究するためには分子生物学の技術が必須である。千葉大のウイルス学教室は、子宮頸がんの原因となるパピローマウイルスをメインテーマにしていたが、ぼくは特別に小児がんの研究をやらせてもらえることになった。

1989年（平成元年）になって、ぼくは大学院の試験を受けた。「小児外科」「第二外科」「ウイルス学」から問題が出されたが、外国語の試験もあった。英語とドイツ語である。一般教養でドイツ語を学んでいてよかった。ぼくはムラカミキミコ先生にまたもや感謝した。

無事に試験に合格し（大学側には落とす気などはない）、4月から大学院生になり、本格的に研究に打ち込むことになる。やがて、世間ではバブルが弾けたらしいが、そういうことはのちになるまでまったく知らなかった。ぼくは医学と医療のことしか考えていなかった。

STEP 4

医者になってよかった

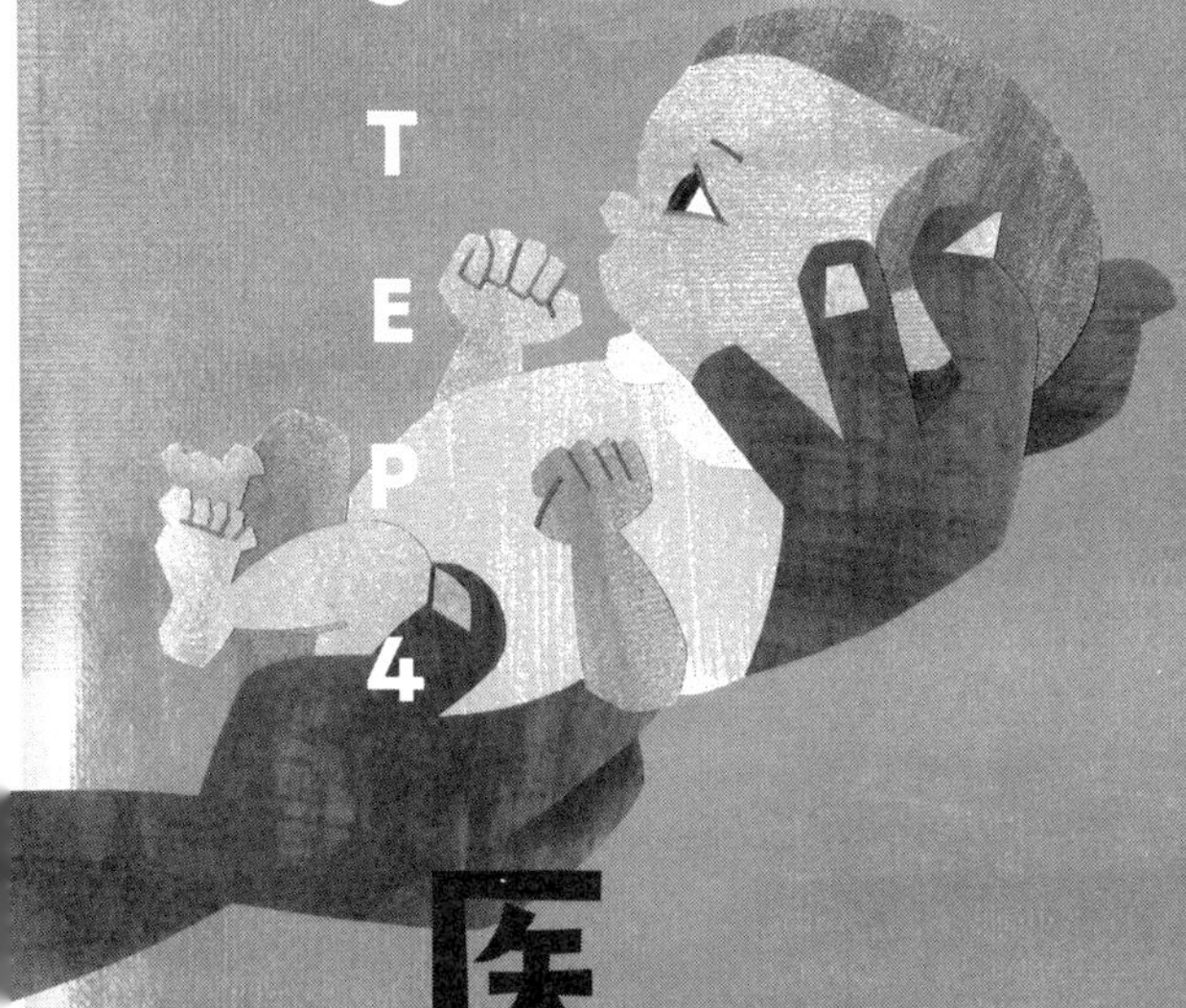

小児がんの研究ができる!

医学部本館の3階の一角にウイルス学教室の研究室が並んでいた。ウイルス学教室のスタッフは、シミズ教授と助教授、ぼくの指導教官になってくれたシラサワ先生。それから美しい秘書さんと、実験助手の女性が2人。大学院生はぼくを含めて数人いた。

シミズ教授はちょっと小柄で、白髪交じりの先生。細いフレームの眼鏡の奥の目が優しい。シラサワ先生は、柔和でありながらシャープな表情も見せる、ぼくの5学年上の若手教官だ。

1989年が現在と決定的に違っているのは、パソコンの存在と実験の手技だった。個人がパソコンを有しているということは、まずなかった。そもそもウインドウズ95がまだ発売されていない頃だから、インターネットとか電子メールというものは存在していない。パソコンを起動するときは、初期画面にわけの分からない呪文みたいなものを入力して動かしている時代だった。ただ、シラサワ先生はコンピューターに大変詳しく、教室のコンピューターをよく操作していた。

実験はすべて手作業の時代だった。

今は、コロナウイルスの遺伝子検出にＰＣＲという技術が使われていることはみなさんもご存じだろう。現在のＰＣＲというものは、いくつかの試薬を混ぜ合わせて器械にかけるだけである。数時間でできる。

しかし当時はまったく違った。すべての実験ステップが研究者の手作業になる。試薬も高品質なものはなかった。自分で作った試薬も多かった。唾液からウイルスの遺伝子を検出しようとしたら、１週間くらいはかかっただろう。それにＰＣＲなんていう言葉を知っている大学教授は、当時の千葉大医学部には数人しかいなかった。

そしてその頃の研究は、研究者のテクニックの良し悪しと分子生物学の知識の深さで成果が決まっていた。現在はほとんどがオートメイションである。器械の力と試薬の質の高さに依っている部分が大きいと言えるだろう。もちろん、その分、得られる成果の大きさは昔とは比べものにならない。

ぼくはシラサワ先生の指導のもとに分子生物学の基本的な手技を習得していった。そして、シミズ教授の提案で、シラサワ先生を含めてぼくたち3人は勉強会を始めた。前にも言ったようにウイルス学教室のメインテーマはパピローマウイルスである。神経芽腫のエヌ＝ミック遺伝子のことなど、みんな知識がない。そこで、週に1回3人で集まって論文を読む会を開いたのである。

ウイルス学教室は、自分ではっきりと「これを研究したい」という意思を持っていれば、その意向を尊重してくれる大学院生ファーストのリベラルな教室だったのである。

論文というのはもちろん英語。サイエンスの世界で日本語論文というのは論文とみなされない。なぜって、日本語の論文は日本人にしか読めないから。

ぼくがまず、『ネイチャー』とか『サイエンス』といった超一流雑誌に載っているエヌ＝ミックに関する論文を読んでくる。シミズ教授とシラサワ先生から質問がどんどん飛んでくる。それに答えるためには論文を精読し、分からない分子生物学の用語については専門書で調べていかないと通用しない。

そして論文の巻末には参考文献というものが、数十個並んでいる。次にそういう論文を読む。つまり片っ端から読む。

最初の1カ月は毎週1本の論文を読んでいたが、2カ月目から毎週2〜3本の論文を読むようになり、次第に毎週、4本、5本、6本と論文を読むようになった。

読めば読むほど読めるようになるもので、ぼくの読解のスピードはどんどん速くなった。慣れると科学論文というのは、ある特定の流れというかパターンみたいなものがあることが分かってくる。そうなると、もう日本語を読んでいるよりも速く読めるようになっていた。

3人の読書会は半年くらい続いた。そこで終わった理由は、世界中の主立ったエヌ=ミックに関する論文をすべて読んでしまったからである。

ぼくは頭の中に爽やかな風が吹くような、新しく自分が生きかえったような気持ちになった。体育会系で2年間やってきた生活とはまるで違い、知を追究する日々は新鮮で刺激的だった。別世界に来たのだと思った。

ぼくの研究も当然エヌ=ミックから始まった。

ぼくが大学院に進学するまでに、小児外科の先輩の先生たちが、神経芽腫の摘出標本のかけらをマイナス196℃の液体窒素の中に保存していた。将来何かの研究に役立つだろうとの判断によるものだった。

そうした検体が30個くらいあった。ぼくはその検体のごく一部を頂いて、エヌ＝ミック遺伝子が増幅しているかどうかを調べはじめた。


みなさん、高校の生物を覚えていますか？ 遺伝子からタンパク質の流れ。DNA→RNA→タンパク質ですよね。

DNAは生命の設計図。RNAはそのコピー。タンパク質はその生成産物。RNAが増えていれば、結果としてタンパク質も増えていると考えることができる。

DNAを解析する技術をサザン法という。サザンは「南」という意味ではない。これは、この実験方法を思いついた研究者の名前。

RNAを解析する技術はノーザン法。これは「北」という意味で、つまりダジャレ。もうお分かりですね。タンパク質を解析する技術をウエスタン法といい、これは「西」を意味するさらにしょうもないダジャレ。ちなみにイースタンという実験方法はない。

ぼくはくる日もくる日もサザン法で神経芽腫から抽出したDNAを解析してエヌ＝ミック遺伝子の増幅の有無を調べた。実験が進めば試薬が少なくなるから、自分で作る。遺伝子を切ったり、貼ったり、大腸菌の中に取り込ませ、大腸菌を増やすことでDNAの断片を回収したりした。

こうしてぼくは自由自在に遺伝子を扱えるようになっていった。春から秋までサザン法を続けていく中で、30例中10例くらいの神経芽腫でエヌ＝ミックが増幅していることが分かった。そしてその10例の子どもたちは、すでに亡くなっているか、現在病気が再発して闘病中であることが分かった。

ぼくは恐ろしかった。がん細胞の中の遺伝子の状態を解析すると、その子の死が予測できてしまう。

ぼくは夜に小児外科病棟にときどき行っていたが、目の前の子がエヌ＝ミック遺伝子増幅ケースであったりすると、その子の顔を直視できなかった。

ただ、サザン法でこの先いくら解析を進めても、それはすでに世界中に知られていることの再確認だから論文を書くことはできない。世界で誰も知らないことを書かないと論文にはならないのだ。

そこでぼくは考えた。エヌ＝ミック遺伝子の増幅が悪の遺伝子なら、その逆はどうなんだろうか？

本来、がん遺伝子とは、正常な細胞の分裂や分化（未熟な細胞が成熟した細胞になること）に働くはずだ。

神経芽腫は非常に不思議な小児がんで、最も治療成績が悪い一方で、1歳未満に腫瘍が発見されると病気が自然に治ってしまうことがあるのだ。

ぼくはこの自然に治るという現象に、神経芽腫の分化が関わっていると考えた。そして神経組織の分化には、いくつかのがん遺伝子が働いていることが知られていた。であれば、そうした遺伝子が神経芽腫の中でもRNAが増えるという形で働いているかもしれない。

ぼくは10月になって、神経芽腫の検体からRNAを抽出し、それをノーザン法で調べた。数種類のがん遺伝子のRNAが、神経芽腫の中でどのくらい作られているかを解析したのである。すると結果はものすごくはっきりしていた。

サーク（src）という名のがん遺伝子がある。ぼくが調べた遺伝子のうち、このサーク遺伝子のRNAが増えている神経芽腫の子どもたちは、みんな助かっていたのである。わずか1カ月の実験でぼくは大きな発見をしたのだった。

ぼくはその成果を12月の小児外科の例会（年に1度の教室の研究会）で発表した。

結果はさんざんだった。


「意味が分からん！」

「ノーザン法って何だ!?」

「日本語で言え！」

「そんなちょこっと研究しただけで何が言える！」


ぼくは先輩方のあまりにきつい批判にショックを受けた。恥を忍んで正直に書くが、ぼくはこのとき人前で悔し涙を浮かべた。

神経芽腫の自然退縮というのは、このがんに関わる医者ならば誰でも解きたい何十年も前からのミステリーだった。そのキーの一端をぼくが短期間で示して見せたことが、先輩たちにはおもしろくなかったのかもしれない。

ぼくは年が明けると論文作成に取りかかった。小児外科の先輩方が何と言おうと、ぼくは大事な発見をしたと信じていた。シミズ教授もシラサワ先生も、ぼくの実験データを高く評価していたので、すぐに論文にしようと言ってくれた。英語論文を書くのは生まれて初めてだ。

ぼくはマッキントッシュⅡ s.iというパソコンを買い、100メガバイトの外付けハードディスクも合わせて買った。100ギガではない。メガである。両方合わせて（値引きがあって）50万円だった。2年間研修医として働いたぼくの財産の大半だ。

ぼくはマックを使って論文を書いた。ちょうどこの頃、日本語のプリンターが安い値段で買えるようになっていた。ぼくは論文を印刷し、シミズ教授とシラサワ先生に見てもらった。2人の先生がぼくの論文を直してくれるのだが、それは単に文法の間違いのチェックとかだけでなく、論理の整合性や科学的根拠の作り上げ方を指導してくれた。

小児外科では「手を出して叱られろ！」だったが、ウイルス学教室では「手取り足取り」の指導だった。

シラサワ先生はぼくによく遺伝子に関して「〇〇って知っていますか？」と質問し

た。小児外科では「知りません」と答えると叱られるので、怖くてなかなか「知らない」と言えなかった。でもシラサワ先生は、ぼくが「知りません」と答えると、「それはこういうことです」と、すぐに黒板に図を描いてレクチャーしてくれた。これは天と地が引っくりかえるような文化の違いだった。

さて、ぼくの論文の書き直しは10回に及んだ。1カ月かかった。そしてシミズ教授が満足そうにうなずいた。

「いいでしょう。これで完成です。雑誌はどこに投稿しますか?」

ぼくは勢い込んで言った。

「『キャンサー・リサーチ』に出したいと思います」

「いいでしょう」

『キャンサー・リサーチ』というのは、がんの基礎研究の雑誌としては世界でトップと言ってもよかった。ぼくは論文を提出する以上は、世界中から注目を浴びたいと思ったのだ。

＊＊＊

それから2カ月近く経ち、ぼくが実験する研究室にシミズ教授が姿を現した。直立不動で手には手紙を握りしめている。

「松永君！『キャンサー・リサーチ』から返事が来ました」

教授の手の中の手紙がカサカサと震えている。

「おめでとう！　採用されました！」

シミズ教授はぼくに右手を差し出して握手を求めてきた。ぼくはその手をがっちりと握った。ぼくは天にも昇る気持ちだった……と言いたいところだが、そうでもなかった。『キャンサー・リサーチ』に論文が採用されるというのがどれほど大変なことなのか、まったく分かっていなかったのである。ま、生意気でもあり、無知だったのだ。

しかし、やがてその反響に気づくようになる。『キャンサー・リサーチ』は厚さ2センチくらいの雑誌だが、ぼくの書いた論文のページだけを別に印刷して編集部がぼくのところに送ってくれる。ホッチキスで留めたこの数ページの論文を別刷りという。世界にはぼくの別刷りを欲しいという科学者がいるのである。

そういう研究者はシミズ教授宛てに「別刷りを送ってくれ」と手紙を寄越す。そういう手紙や葉書が続々と届いた。アメリカやイギリス、ドイツからも届いたが、圧倒的に多かった別刷り請求は、アジアと東ヨーロッパからだった。

なぜだろう。この頃は、まだコピー機がそうした地域では広まっていなかったのかもしれない。雑誌の『キャンサー・リサーチ』を読んでも、ぼくのページをコピーできなかったから別刷りを請求したのだろう。結局そうした郵便は80通を超えた。世界の人がぼくの論文を読んでくれる。なんてありがたいことだ！　ぼくはもっと研究をしようと意欲を燃やした。

研究か、臨床か？

大学院の2年生になって、ぼくが小児外科教室から与えていただいたアルバイトは某病院の小児外科での手術の手伝いだった。週に1回、1時間30分の距離を電車を乗り継いで通った。完全に臨床から離れてしまうことは少し怖かったので、このアルバイトはありがたかった。

しかし、どうにも給料が安かった。

5例の手術の手伝いを含め、1日の勤務をこなして、ぼくの得た金額は1万7000円。月に4回バイトに行って、ぼくの月収は6万8000円だった。アパートの家賃が4万円なので、手元に残るお金は2万8000円。これで生活をしていかないといけない。当然、大学院の授業料も支払わなければならない。研修医の2年間で貯金したお金はもうほとんど残っていなかった。

しかたがないので、1日2食にした。体重も少し減った。

ある朝、研究室でピペットを動かしているとシミズ教授が入ってきた。

「松永君！　君はちゃんとご飯を食べているかね？　ぼくは、生活の苦しい大学院生をたくさん見てきた。君も大変なんじゃないかね？」

「……ええ、それがそのー……」

「ぼくと一緒に来たまえ。奨学金を申請しよう」

シミズ教授はスタスタと歩いて1階の事務室へ向かった。そしてぼくに日本育英会（現在は改称）の奨学金（この頃は無利子で20年返済でよかった）を受けられるように、手続きを教えてくれた。

まさかお世話になっている先の研究室の教授が、生活の支援まで考えてくれるとは夢にも思っていなかった。ぼくはこの奨学金でなんとか授業料を払って、その上生活が成り立つようになった。

ぼくはなおもサーク遺伝子の働きを追い求めた。サークに関する論文を片っ端から読んでいると、スウェーデンのグループが目を瞠らせるような研究を次々に発表していることに気づいた。

彼らは、ウエスタン法を使ってサークのタンパク質の働きを研究していた。論文によると、ヒトの脳の中では、どうやら2種類のサーク・タンパク質が作られている。この現象は脳の中だけで起こっていた。そしてその2つのタンパク質の大きさ（分子量）は、見極めることが困難なほど、ほぼほぼ同じ大きさだった。

これは何を意味するか？

確実に言えることは、神経の中だけで作られるサーク・タンパク質があること。それは、（神経以外で作られる）通常のサーク・タンパク質と微妙に大きさが違うこと。

なぜ、2つなのか。

ひとつの可能性は、タンパク質が合成されたあとで、糖がくっついて大きさが変わるということ。もうひとつの可能性は、DNAから2種類のRNAのコピーが読み取られ、その結果、タンパク質も2種類作られているということだ。

これをどう決着させたらいいか？

答えはヒトの脳の中にある5万種類とも言われるRNAの中から、サークのRNA

だけを取り出してしまえばいい。こういう技術をクローニングという。実際に長さの異なる2種類のサークRNAがクローニングできれば、それは1つのDNAから2つのRNAがコピーされているという動かぬ証拠になる。

スウェーデンのグループはタンパク質の研究が得意だから、RNAには手を出さないだろうと高をくくっていると、彼らから衝撃的な論文が発表された。

やはり、ヒトの脳の中には、通常のサーク遺伝子のRNAのほかに、サイズが超ビミョーに異なる、脳の中だけで作られるサークRNAが存在しているというのだ。彼らが神経芽腫についても調べてくるのは時間の問題だった。

ぼくも、神経の中だけで作られるサーク遺伝子のRNAについて、神経芽腫を使って調べたかった。そのためには、道具としてサーク遺伝子のRNAが必要になる。もし、スウェーデンのグループに手紙を書けば、彼らは遺伝子を譲ってくれるだろう。それがサイエンスの世界でのルールだからだ。

しかし、すぐには送ってくれないかもしれない。半年先かもしれないし、1年先かもしれない。それまでぼくは待っていられない。では、どうするか？　スウェーデンのグループと同様に自分でクローニングすればいいのだ！
小児外科の液体窒素のタンクの中には、人の脳の組織が保存されていた。これは、ある患者さんが亡くなったときに、病理解剖をして脳のごく一部を保管させてもらっていたものだった。ぼくは、この脳からＲＮＡを抽出した。この５万種類のＲＮＡの中から、サークＲＮＡを取り出すのである。

１カ月かかって、ぼくはどうやらサークＲＮＡを取り出すことができたようだった。それが本当に目的通りの正しい遺伝子かどうかは、塩基配列を読む必要がある。遺伝子はＡ、Ｔ、Ｃ、Ｇという４種類の文字（＝塩基）で書かれている。ぼくが取り出した遺伝子が本当にスウェーデンのグループが取り出した遺伝子と同じものなのかを調べる必要がある。
ぼくは自分がクローニングした遺伝子の文字を、またも１カ月かけて読むことにしたのだ。

実験の最終段階でＸフィルムを現像すると、Ａ、Ｔ、Ｃ、Ｇの４つのレーンに階段状に縞が浮き上がった。

ぼくは秘書さんに、スウェーデンのグループが発表した論文を机の上に広げてもらい、サーク遺伝子の塩基配列を目で追ってもらった。ぼくはX線フィルムを人差し指で押さえながら、上から順番に「A……G……A……T……C……」と遺伝子の配列を読んでいく。

ぼくが呼ぶ塩基の名前と、スウェーデンのグループが論文に書いている塩基の名前が一致していると、秘書さんは「はい……はい……はい」と合図してくれる。

全部で300塩基ある遺伝子の配列を読み上げていくと、食い違いはひとつもなかった。ぼくは次第に興奮して、最後の方は指先がブルブルと震えてどこを指差しているのか分からなくなりそうだった。

取れた。

目的の遺伝子がクローニングできたのだ。こんなことが自分にできるとは、まったく思っていなかった。だが、勝負はこれからだ。

次のステップはこの遺伝子を道具にして、神経芽腫の中でサーク遺伝子のRNAがどのように作られているかを見ることだ。

普通のサークRNAと、神経の中だけで作られるサークRNAは、長さがほんのわずかしか違っていない。これまでやってきたノーザン法では、大雑把過ぎて超ビミョーなRNAの大きさの違いは分からない。言ってみれば、ノーザン法は300ページの本と250ページの本の厚さを区別するようなテクニックだ。

これではダメだ。そこで、ぼくはシラサワ先生からS1法というウルトラ・スーパー・テクニックを教わった。S1法ならば、300ページと301ページの本の厚さの違いを区別するようなことが可能だ。

早く結果が欲しい。

もたもたしていたらスウェーデンのグループに負けるかもしれない。

この当時、大学の図書館には「コンテンツ（目次）・サービス」というのがあった。新着の科学雑誌が届くと、司書さんが目次をコピーして各教室に配付してくれるのである。種類は10種まで。ウイルス学教室にも『ネイチャー』や『キャンサー・リサーチ』、『モレキュラー&セルラー・バイオロジー（分子細胞生物学）』など10種のコンテンツを届けてもらっていた。

ぼくは新しいコンテンツが届くたびにドキドキしながら中を見た。スウェーデンのグループからの論文がないと、ほっとした。この世界には1番はあっても2番はない。負ければすべての努力がパーになる。

ぼくは深夜まで実験し、土曜も日曜も朝から晩まで実験した。

ウイルス学教室には、数人の大学院生が実験しても大丈夫なくらいの数のビーカーとかフラスコがあった。ぼくは日曜日の朝から実験を始めると、夕方にはすべての実験器具を使ってしまい、自分ですべての器具を洗浄し、また実験を再開した。アパートに帰ってもプレッシャーでなかなか寝つくことができなかった。

ぼくは寝ても覚めても実験のことばかり考えていた。まるでサイエンスに取り憑かれているかのようだった。どうすれば、早く、確実に、正しい結果を得ることができるか。ぼくはスパッと斬新なアイデアを思いつくタイプではないことを自覚していた。ただ、集中力と持続力は人に負けない自負があった。

ぼくは休みなく研究室に通い、ひたすら考え、手を動かし、また考えつづけた。

こういう生活を半年以上続けた結果、ぼくは決定的な事実を見つけた。神経芽腫の培養細胞（シャーレの中で生きているがん細胞のこと）にビタミンAを加えると、神経芽腫はゆっくりと増殖が止まり、神経突起を長く伸ばして分化が起きる。この現象は神経芽腫の患者が自然に治ることに似ている。

そこで、神経芽腫にビタミンAを加えて1日後、3日後、5日後……と順番にRNAを抽出した。そしてぼくがクローニングしたサーク遺伝子を道具にしてS1法で解析してみた。

結果が出たのは、秋の終わりの日曜日だった。ぼくは最終結果を知るために、X線フィルムを現像した。すると、神経芽腫の分化に伴って驚くべき現象が起きていた。通常のサーク遺伝子のRNAは変化がないのに、神経の中だけで作られるサーク遺伝子のRNAだけがどんどん増えてくることが、はっきりとX線フィルムに映っていたのである。

「よし！　やったぞ！」

ぼくは右手でガッツポーズを作って叫んだ。

神経の中だけで作られるサークRNAは、神経の分化に関わっているに違いない。それならば、当然……。

ぼくは翌日から、実際の神経芽腫の患者さんの検体でも調べてみた。

やはりそうだった。

神経の中だけで働くサークRNAをたくさん作っている神経芽腫の子どもたちは、全員生き延びていた。たとえ、転移を起こしている子でも生き延びていたのだった。

ぼくはシミズ教授とシラサワ先生に相談して素早く論文を作った。どの雑誌に出すか？　少し迷ったが、がんの専門誌ではなく、『モレキュラー＆セルラー・バイオロジー』に郵送した。返事はすぐに来た。意外な答えと共に。

「この論文は非常に専門性が高く、当雑誌では採否の判定ができない。神経の専門雑誌に投稿してはどうでしょうか？」

ぼくたちはもう一度考えて、今度は素直にやろうと思い、『キャンサー・リサーチ』に送った。絶対に採用されると思った。そして2カ月近くして返事が来た。結果は「不採用」だった。

なぜだ！

ぼくは頭に血がのぼった。返信に添えられた2人のレフリー（論文審査員）のコメントを読むと理由が分かった。レフリーたちは、ぼくがやったウルトラ・スーパー・テクニックのS1法をよく理解できていなかったのだ。編集部に抗議してもいいのだが、そんな悠長なことをしている時間はない。ぼくは少しだけ実験データを追加し、S1法を細かく説明してもう一度『キャンサー・リサーチ』に投稿した。

結果が返ってくるまで、ぼくはコンテンツ・サービスの紙面を睨みつづけた。スウエーデンのグループからは論文の発表がピタリと止まっていた。

1カ月半が経った頃、返事が届いた。

修正なしでの採用だった。

ぼくの研究は神経芽腫の子どもの予後（この先どうなるか）を正確に言い当てる研究に発展し、2004年（平成16年）には、厚生労働省から高度先進医療の承認を受けることになる。

ぼくは大学院での4年間で4本の英語論文を書いた。『ネイチャー』や『サイエンス』には書けなかったけど、『ネイチャー』に届くその一歩手前まではいった。その後ろ姿を見たような気持ちだった。

大学院生活が終わろうとする頃、シミズ教授から、小児外科を辞めてウイルス学教室に留まるように誘われた。ぼくは悩みに悩んだ。小児外科の医局長からは小児外科に帰ってくるように説得された。

ちょうどその頃ぼくは、がん遺伝子の研究者の姿を描いた『がん遺伝子に挑む』（東京化学同人）というノンフィクションを読んでいた。この本には世界中の一流研究者が登場する。その中の1人が、網膜芽腫という小児がんで両眼の摘出手術を受ける男の子の姿を見て語る場面がある。

彼はこう言っていた。

「科学者の名声やエゴなんてくそくらえだ。科学者はトレーニングの一環として病院へ行くべきです」

ぼくは、本当にその通りだと思った。自分のやっている研究は子どもたちのためにある。論文をたくさん書いて、自分の業績を上げるためにやっているわけではない。この研究者の言葉に出会って、ぼくは小児外科に戻ることにした。

小児外科に帰ったぼくは、その後、1年ごとにM病院、N病院、K病院への出張を命ぜられた。それまでの臨床の遅れを取り戻すように、難しい手術に次々と挑戦していった。大学病院であれば、教授が執刀するような手術も行った。3年間で優に500例以上は手術したと思う。

N病院の勤務前日に手術室へ挨拶に行くと、20代後半くらいのスラリとした看護師がいた。その後一緒に仕事をするようになると、彼女は普通の看護師ではないとすぐに分かった。彼女は外科の先生たちが行う胃全摘術などの5～6時間の手術でも、外科医が「ペアン！」とか叫ぶ前に必要な道具をすべて出せるスーパー看護師だった。

外科医たちと手術室の看護師たちが大勢で息抜きに行くカラオケでも、彼女はみんなの中央で華麗に歌って踊った。

長い黒髪がライトに照らされて光った。

要するにカッコよかった。あまりにもカッコよかったので、この病院での勤務が終わる直前、ぼくは「死が2人を分かつまで、灰になるまで一緒にいてくれ」とプロポーズした。

どんじり、国際学会へ

1996年（平成8年）に大学に戻り、1998年（平成10年）には助手に就任し、生活が少し安定した。ぼくが大学に戻ってやった最初のことは、小児外科の研究室を作ることだった。

小児外科は全科の中でも最も忙しい科だった。医師室も病院の中にあるために、医師は病院に常駐していた。しかしこれでは研究ができない。他の科は医師室が医学部本館にあったため、午前中に患者を診終わると、午後から医学部の研究室で実験ができていた（これが医者の態度として正しいのかどうか分からないが）。

実は小児外科も医学部本館の中に部屋が5つあったが、研究ができる体制にはまったくなっていなかった。先輩の先生の中には文科省から研究費を獲得した人もいたが、実験器具を購入して実験が終わってしまうと、残った器具は部屋に山積みという感じだった。

ぼくは、小児外科の研究室を、ウイルス学教室と同じくらい機能的にしようとした。病棟の仕事が終わると毎晩医学部へ通い大掃除を始めた。また、遠心機や電気泳動機など、分子生物学に必要な実験器具を教室費から出してもらい、2カ月かけて実験室を作り上げた。そしてシラサワ先生から独り立ちをして小児外科教室で実験をして、英語論文を書いた。

この頃、千葉大小児外科は大きな仕事を任された。それは小児肝がんのグループスタディーの取りまとめである。

子どもの肝臓にできるがんを肝芽腫《かんがしゅ》という。その発生数は、日本全国で毎年40例くらい。こういう稀な腫瘍を各施設が独自の方法で治療してしまうと、どういう治療が最適なのか分からない。そこで北海道大学第一外科の教授が全国的なグループスタディーを立ち上げた。つまり日本中で同じ抗がん剤治療と手術をして、その成績を明らかにしようと考えたのだ。

時間が流れ、その教授は定年退官となった。そこで、その後継として千葉大小児外科に役割が回ってきたのである。

ぼくは事務局長を命じられた。自分ではカッコつけてスタディー・コーディネイターと名乗った。

北海道大学から引き継いだデータは少々不十分だった。事務局には数百人の患者名が登録されているが、どういう抗がん剤を何回使ったか、手術の術式はどうだったのか、現在も患者は元気で生きているのか？　など不明な点があった。

そこでぼくは全国の先生にアンケート調査を行った。返事が来ない施設には電話をかけて、執念深くデータを出してもらった。こうして日本中の肝芽腫の子どもたちのデータがすべて集まった。

＊＊＊

1999年（平成11年）の1月に、スイスから手紙が来た。それは小児肝がんに関する国際会議への招待状だった。

世界の小児肝がんの治療方法は二極に分かれていた。ひとつはアメリカ方式。もうひとつはヨーロッパ方式で、ヨーロッパがイニシアチブを取っていた。日本は独自路線の名のもと、主流からは外れていた。スイスからの手紙は、ヨーロッパグループの代表を務める小児外科医からのものだった。

彼の名はジャック・プラシュケス。子どもの肝臓切除にかけては世界屈指の外科医だ。ジャックは小児肝がんに関わる世界中の医師・研究者をスイスに招待し、治療成果を報告し合おうと提案していたのだった。

千葉大小児外科を代表してぼくがスイスに行くことになった。いや、これは日本代表でもある。

え？　まじ？　という感じである。

ぼくは留学の経験もなければ国際学会に参加した経験もなかった。で、慌ててパスポートを取った。しかしぼくの英語が通じるのか、極めて疑問である。というか、スイスの空港に着いてホテルまで辿り着けるのかも分からない。行方不明になったらどうするのか？

そこでぼくの6学年後輩のヒシキ君がぼくをサポートしてくれることになった。彼は帰国子女の上に頭がよく、ナイスガイだった。ぼくは念のために『初めて学ぶドイツ文法』を取り出してドイツ語の再確認をした。スイスではドイツ語が公用語のひとつだからだ。先に言っておけば、結局スイスでドイツ語を使うことはなかったのだが。

3月17日、ぼくらは成田空港から飛び立った。搭乗する直前、ぼくはラウンジでぼけーっとコーヒーを飲んでいて「先生！　乗り遅れますよ！」といきなりヒシキ君に怒られた。

国際線のエコノミークラスの座席がこんなに狭いとは驚きでしかなかった。チューリッヒ空港までおよそ12時間。これは拷問だった。昼に出発して到着は、深夜……では当然ない。時差が8時間あるから。これには本当に苦しめられた。

空港から電車でベルンまで移動する。無事にホテルにチェックインして会議の会場へ早速足を運ぶ。ここまではすべてヒシキ君のおかげだ。

会場ではウエルカム・パーティーが行われていた。集まった参加者は40名くらいだろうか。みんなワイングラスを片手に談笑している。この輪にどう入っていけばいいのだ？　するとそこに、長身の学者風の男性が近寄って来た。

「アー・ユー・ドクター・マツナガ？」

イエス、イエスである。これがジャック・プラシュケスだった。

考えて欲しい。これはすごいお持てなしだ。参加者はぼくだけではない。何十人もいる。その中にあって東洋人のぼくの名前を暗記するなんて普通はできない。マツナガなんて発音しにくいったらないだろう。その名をちゃんと暗記しておいて、東洋人が会場に現れたらすかさず声をかけてくるというのは、すごい気配りだ。

ぼくは「スイスは遠かった」「12時間かかった」とか当たり障りのない話をして、お腹を満たすとその日はホテルに戻った。

翌18日から会議である。ジャックが挨拶をすると会場からヤンヤの喝采が飛ぶ。どうやらみんなから愛されている人のようだ。これから分科会を開くという。外科部門。化学療法（抗がん剤）部門。放射線部門。病理部門。

ぼくは化学療法部門へ、ヒシキ君は外科部門へ参加した。

まずは自己紹介。ぼくが自分は小児外科医であると言うと、15人くらいの会場のみんなから一斉に、

「サージャン（外科医）？」

「サージャン？」

「リアリー？」

とざわめきが起こった。世界の常識は、外科医＝手術である。だから外科医のぼくが抗がん剤を論じる分科会に出てきたことに驚いているのである。

各国の先生からのプレゼンが始まった。抗がん剤の種類、効果、それが効かなかったときは次にどうするか。議論は盛り上がっていく。でも、ぼくはもう眠くて眠くてしかたなかった。どうにもならない。これでは眠ってしまう。そこでぼくは「はい！」と手を挙げた。

ぼくはこの会議のために100枚のスライドを用意してきていた。80枚は日本のグ

ループスタディーのデータのまとめ、20枚はぼく自身の研究結果だった。その研究とは、分子生物学的手法を使った薬剤耐性（抗がん剤が効かない）遺伝子の働きだった。ぼくは小児外科の実験室で肝芽腫の検体からRNAを抽出し、薬剤耐性遺伝子の量をノーザン法で解析して、臨床のデータと比較してきたのだ。あまり明確な結論が出た実験結果ではなかったが、データを提出することに意味がある。

ぼくは15分くらいかけて「飛び入り」で発表をした。終わると司会のイタリア人のジョージオが机を叩いて拍手してくれた。みんなも盛り上がってくれた。ただし、世界では外科医＝手術である。なぜ、外科医が分子生物学？　というハテナの顔が並んでいた。

分科会が終わって全員が最初の大部屋に集合し、まとめに入った。ジョージオが総括をしてくれて、ぼくの研究データも報告してくれた。

夜になり、ぼくらは全員でジャックが用意してくれた飲み会に向かった。ベルンの街には粉雪が舞っていた。ぼくらが会議に使った建物から少し歩くと、旧市街の中に入っていった。道路は古い石畳だ。街の中の建造物はすべて煉瓦や石でできていて、絵本のおとぎ話の中の世界に入り込んだような感覚に囚われた。

ビルの地下への階段を下りていくと、そこは立派なレストランだった。大きな丸テーブルにぼくとヒシキ君は座った。ほかにも数名が席に着いている。お互いに自己紹介すると、イタリア人、ドイツ人、ポーランド人、スウェーデン人などである。よく考えてみれば、英語を母語としている人は誰もいない。そのメンバーが英語で盛り上がって話をしている。いや、ぼくは聞いているだけだったが。

だいたいぼくは、仕事バカなので、もし英語を話すことができても話題がないと気づいた。ヒシキ君は人工スキー場のザウス（当時、千葉県にあった）の話とかをしている。

ぼくの隣に座るスウェーデン人はトーマス・エクストロームと名乗った。彼はぼくと同じくらいの若さで、基礎研究者だという。スウェーデンのカロリンスカ研究所で肝芽腫の研究をしているらしい。

トーマスはちょっとシニカルな感じで、ちょいちょいジョークを言ってくる。日本人は……と言いかけ、悪いと思ったのか「中国人はLとRを聞きわけることができない」と言い出した。そして「ハウ・オーフン・ドゥー・ユー・ハブ・エレクションズ？　……エブリデイ！」とか、しょうもない下ネタを振ってくる。エレクションの意味は……ま、やめておこう。

ぼくはトーマスに見下されているのかなと思ったが、帰国して半年ほど経った頃に、彼からメールが来て共同研究を申し込まれたことには驚いた。何よりメールの文面の先頭が「Hi! Tadashi!」とファーストネームで呼び捨てだったことにウケた。

2日目は朝から夕まで教育講演だった。ぼくらは大会議室でその道の専門家からいろいろな話を聞いた。ぼくは日本がどういう経緯で独自路線を選んだのかよく知らない。ただ、肝がんの病期分類（病勢がどこまで進んでいるか）に関してはヨーロッパ方式が圧倒的に優れており、日本が独自の分類方法にこだわれば世界で話が通用しないことがすぐに分かった。

日本は独りよがりではダメだ。世界と共通の病期分類を採用して、共通の言語を使って治療成績を発信していかないと、世界から置いていかれる。現状のままで改革を躊躇するならば、むしろグループスタディーなんて有害だとさえ思えた。日本に帰ったら一から出直すべきだとぼくは自分の考えを固めた。

会議が終わってホテルへ帰る支度をしていると、ジャックが声をかけてきた。これから一緒にテーブルを共にしようとか言っているが、英語がよく分からない。ぼくはヒシキ君を呼んで通訳してもらった。

ぼくはてっきりミーティングの続きみたいなものをやろうと言われたのかもと思ったのだが、ジャックは時差ぼけでフラフラになっているぼくを気遣ってくれたのだ。そして一緒に夕食を食べないかと誘ってくれたのである。なんという優しい心遣い。ぼくらはジャックにお礼を述べて、しかし、疲れているので今日はホテルに戻りますと伝えた。

最終日はいよいよ、ヨーロッパ・アメリカ・日本の代表が治療成績の全データをプレゼンする日である。ぼくは早朝に目覚めた。英語で書いた原稿に目を通して読んでみる。全部で30分くらいはかかる長い演説になる。するとドアをノックする音があった。ヒシキ君が来たのだ。

「先生も、もう起きちゃったんですね。せっかくだから、読む練習をしましょう」

彼に促されてぼくは原稿を読んだ。すると、ぼくの英語はところどころでアクセントがおかしく、ヒシキ君がそれを丁寧に直してくれる。やるだけはやった。ぼくらは会場へ向けて出発した。

大会議場に全員が集まった。ジャックは一番後ろの椅子に足を組んで座り、笑みを浮かべながらみんなを見守っている。代表者なのに自分の意見は言わない。みんなに任せている感じだ。まず、ヨーロッパ代表としてイタリアのジョージオが発表する。次がアメリカ。最後に日本を代表してぼくの番だ。

80枚のスライドを使い30分かけて、ぼくはつたない英語で一生懸命プレゼンした。発表が終わるとまばらに拍手が起こった。司会のドイツ人の小児科医がみんなに向かって「質問はありますか？」と聞く。

こんなぼくの英語を聞けば、会話なんて成り立たないことは誰にでも分かる。手は挙がらないだろう。もうこれで終わりかな……。ところが、バッと10人くらいが一斉に手を挙げた。

（ウソ！　でも、この人たちは、きっと質問をしないと失礼だと考えているに違いない）

早口の英語で質問されるが、何を言っているかほとんど聴きとれない。まずい、どうしよう。ぼくは弱り切って後ろを振り向いた。するとドイツ人の司会者が簡単な英語で質問の内容を教えてくれる。

（ああ、そういうことね。それなら答えられる！）

ぼくは英語論文をさんざん書いてきたので、自分の表現したいことを英語で組み立てることはできる。頭をフル回転させて、一生懸命考えて、つたなくても必死になって英語で喋る。ぼくが答えると、質問者は納得して着席した。

これで本当に終わりかな？

司会者がさらに聞く。

「ほかに質問はありますか？」

さらに手がバッと10本くらい挙がる。早口の英語がくる。ぼくはまた後ろを振り向く。ドイツ人の司会者が（難しい）英語を（簡単な）英語に翻訳してくれる。ぼくが答える。こんなことが10分以上続いた。

ポーランドの小児科医も超早口で質問してくる。ぼくが後ろを振り向くと、司会者は「いくら何でも、今のはオレでも聴きとれない」と言い、会場はドッと笑いに包まれた。

結局、みんな日本の実情が気になるのだ。日本は独自路線を歩んだため、日本の治療成績に興味がある。特に日本では、抗がん剤を脚の付け根の動脈からカテーテルで注入するという特殊なテクニックが割と広く行われていたため、その成果がどうだったのかが関心の的だった。

20分近く経ってようやく質疑応答が終わった。司会者がこれでクローズと言うと、盛大な拍手が巻き起こった。ジョージオも机をバンバン叩いている。ジャックも笑みを一段と大きくして立ち上がって拍手してくれた。ほっとした。足の力が抜けそうだった。

カッコ悪かったけれど、何とかやり遂げた。
苦労して日本中のデータをすべて集めて、よかった。
ヒシキ君がいなかったらベルンまで辿り着けなかったけど、来てよかった。
ホテルの朝食のパンとコーヒーは本当においしくて、よかった。
スイスの食事はしょっぱかったけど、まあよかった。
ジャックの笑顔に出会えて、よかった。
どんじり医学生だった自分が国際学会で発表できて、よかった。
医者になって、本当によかった。

医者になって12年目の冬、ベルンでぼくはそう思った。

おわりに

その後ぼくは紆余曲折を経て、開業医になった。現在、医者として34年目である。還暦も近い。昔のことはよく覚えているのに、最近のことはどんどん頭から消えてしまうのはどういうことなんだろうか。実に不思議である。

ぼくはベッドサイドラーニングの実習を5人のグループで回ったが、そのうち2人は教授になった。1人は千葉大学、1人はアメリカ・ユタ大学で。

オーソネ君は、千葉大病院の周産母子センターのセンター長で特任教授だ。

ユザ君は、耳鼻咽喉科サージセンターちばの院長。

シラサワ先生は、分子ウイルス学教室の教授。

ヒシキ君は、小児外科の教授になった。君なんて呼んではいけないかもしれない。

そうそう、ドイツ語を教えてくれたムラカミキミコ（村上公子）先生は、現在有名な先生になっている。検索すると名前がすぐに出てくる。

本書を、医局員に敬愛された故・高橋英世先生と、イスラエルで人生を閉じたジャック・プラシュケス先生に捧げたい。

エッセイを書くことはぼくの長年の夢だった。執筆の機会を与えてくれたＣＣＣメディアハウスに感謝したい。編集担当の田中里枝さんは、おもしろがりながらぼくの原稿を読んでくれた。そして粗い原稿を磨いてくれた。この場を借りて感謝の意を表したい。

２０２０年10月４日　自宅書斎で　松永正訓

松永正訓　まつなが・ただし

1961年、東京都生まれ。87年、千葉大学医学部を卒業し、小児外科医となる。2006年より、「松永クリニック小児科・小児外科」院長。13年、『運命の子　トリソミー短命という定めの男の子を授かった家族の物語』（小学館）で第20回小学館ノンフィクション大賞を受賞。19年、『発達障害に生まれて　自閉症児と母の17年』（中央公論新社）で第8回日本医学ジャーナリスト協会賞・大賞を受賞。著書に『小児がん外科医　君たちが教えてくれたこと』（中公文庫）、『呼吸器の子』（現代書館）、『いのちは輝く　わが子の障害を受け入れるとき』（中央公論新社）、『小児科医が伝える　オンリーワンの花を咲かせる子育て』（文藝春秋）、『発達障害　最初の一歩』（中央公論新社）などがある。

どんじり医

２０２０年11月６日　初版発行

著者　松永正訓

発行者　小林圭太

発行所　株式会社ＣＣＣメディアハウス
〒１４１-８２０５ 東京都品川区上大崎３丁目１番１号
電話〈販売〉０３-５４３６-５７２１
〈編集〉０３-５４３６-５７３５
http://books.cccmh.co.jp

校正　株式会社円水社

印刷・製本　豊国印刷株式会社

ISBN978-4-484-20231-0